작업치료 사례집

Occupational Therapy
Case Study Examples

정 민 예 외 공저

계축문화사

집 필 진

◎ 대표저자 : **정 민 예** (연세대학교 작업치료학과)

◎ 공동저자 (가나다 순)

공 명 자 (우송대학교 작업치료학과)
구 인 순 (동남보건대학교 작업치료과)
김 서 은 (연세대학교대학원 작업치료학과)
김 수 경 (건양대학교 작업치료학과)
김 정 란 (연세대학교 작업치료학과)
김 진 경 (한서대학교 작업치료학과)
민 유 선 (연세대학교 작업치료학과 외래교수)
박 진 혁 (경복대학교 작업치료과)
서 상 민 (서울시 어린이병원 재활의학과 작업치료실)
신 은 식 (국립나주병원)
염 희 영 (백석대학교 작업치료학과)
유 은 영 (연세대학교 작업치료학과)
이 종 훈 (원주세브란스기독병원 작업치료실)
이 호 승 (충북보건과학대학교 작업치료과)
정 해 윤 (서울대학교병원 재활의학과)
차 유 진 (세명대학교 작업치료학과)
최 유 진 (중원대학교 작업치료학과)
홍 민 경 (연세대학교대학원 작업치료학과)
곽 호 성 (우송대학교 작업치료학과)
김 미 정 (중원대학교 작업치료학과)
김 선 호 (원주 영광재활병원 작업치료실)
김 은 주 (전주대학교 작업치료학과)
김 정 현 (연세인에이블링공학연구소(YESTEC))
민 경 철 (서울시 어린이병원 재활의학과 작업치료실)
박 윤 이 (동남보건대학교 작업치료과)
박 혜 연 (연세대학교 작업치료학과)
신 수 정 (중원대학교 작업치료학과)
심 선 화 (전주대학교 작업치료학과)
우 희 순 (원광대학교 작업치료학과)
이 유 나 (경복대학교 작업치료과)
이 주 현 (조선대학교 작업치료학과)
장 완 호 (연세대학교대학원 작업치료학과)
조 선 영 (연세대학교대학원 작업치료학과)
최 유 임 (원광대학교 작업치료학과)
한 대 성 (상지영서대학교 작업치료과)

머리말 Preface

작업치료 학부과정 교육자로써 항상 고민하는 것은 작업치료를 3년 혹은 4년 과정으로 공부하고 작업치료 임상현장에 나가 클라이언트를 접해야 하는 학생들이 추후 작업치료사가 되어 클라이언트에게 중재를 제공하기 위한 계획, 방향설정, 수행, 반영할 때까지의 임상추론을 어떻게 하면 쉽게 그리고 잘할 수 있게끔 할 수 있을까 입니다. 학생들도 졸업 직전까지 작업치료사 국가면허를 취득 후 작업치료사로서 처음으로 직면하는 치료시점이 두렵고 본인이 작업치료를 잘할 수 있을까요?라는 질문을 하곤 합니다. 하지만, 거꾸로 생각해본다면 현재 임상에서 열심히 작업치료를 하고 계시는 임상가들도 처음으로 클라이언트를 직면하던 순간이 있었고 클라이언트들에게 의미있는 작업을 찾아주기 위한 첫 시도, 첫 고민들이 있었을 것으로 생각되어집니다. 작업치료 학부과정 동안 작업치료의 철학, 이론 등을 잘 공부한다고 하더라도 클라이언트를 직면하였을 때 실질적으로 본인이 알고 있는 이론 및 철학을 치료에 녹여내는 것이 매우 중요합니다. 이러한 이유로 대표저자인 저를 포함하여 36명의 저자들은 작업치료 사례집을 만들어 학생들이 임상현장에서 흔히 만날 수 있는 클라이언트들을 중심으로 시나리오로 제시하고 미리 임상적 추론을 해볼 수 있는 책을 만들자는 의견을 도출하였습니다.

본 책은 크게 근골격계, 발달적 질환, 신경계, 정신사회 4개의 파트로 나누어지고 총 36개의 클라이언트 시나리오와 관련되어 생각해볼 만한 질문들로 구성되어 있습니다. 이 책을 작업치료 학부과정에서 교재로 사용하실 교수님들께서는 작업치료 사례를 수업시간 안에서 토론해 봄으로써 학생들의 이해도 수준파악, 문제해결능력, 통합능력을 판단하실 수 있을 것 같습니다. 또한 학생들은 임상현장에서 만날 클라이언트들의 시나리오를 읽어보고 학부과정에서 배운 다양한 이론 및 FOR들을 이용한 문제해결능력을 향상시킬 수 있고 클라이언트의 문제점 및 강점 도출, 목표 세우기, 활동 잡아보기를 해볼 기회를 제공할 것으로 기대해 봅니다. 또한 수업이 토론형식으로 진행된다면 다른 사람들의 견해를 듣고 이해하고 설득하고 논의하면서 서로 배울 것이 많을 것으로 생각되어 집니다.

부족하지만 이 책을 통해 작업치료를 공부하는 학부생들이 임상에 나가기 전에 여러 가지 방향으로 클라이언트 질환별로 임상적 추론을 해볼 수 있는 기회를 가지고 자신감을 가지고 임상현장으로 나가시기를 기대해 봅니다.

2017년 12월 대표저자

정 민 예 올림

차 례 Contents

Occupational Therapy Case Study Examples

제 1 장 근골격계질환

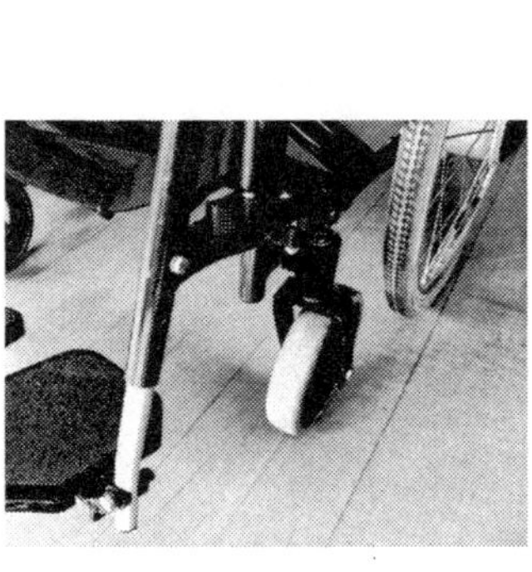
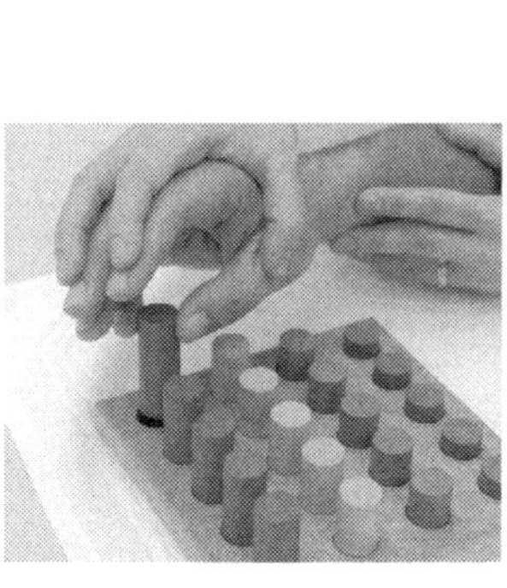
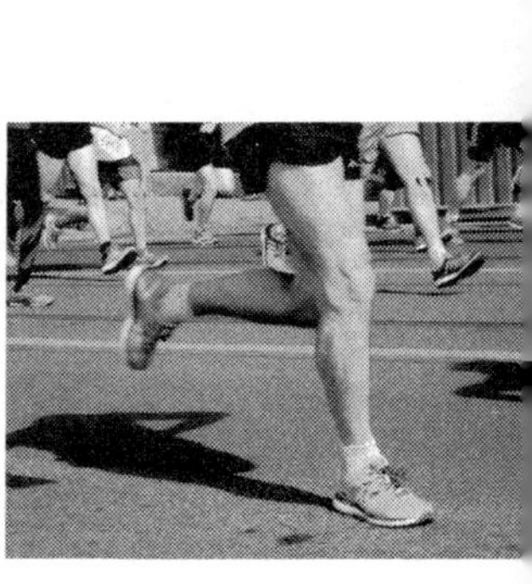

사 례 1

다음의 사례를 읽고 아래 문항에 적합한 답을 생각해 보시오.

- 성별 / 나이 / 이름 : 남 / 65세 / 김종안
- 진단명 : Myocardial Infarct, Coronary Artery Disease

| 시나리오 |

대상자는 65세 남성으로 이틀 전부터 가슴통증, 소화불량, 속쓰림 현상을 호소하다 업무 중 증상이 심해져 비서에 의해 응급실로 후송되었다. 병원에서 심근경색과 관상동맥질환을 진단받고 보호자의 의뢰에 의해 근처 OO대학병원으로 전원되었다. 정밀검사결과 심근경색 외에 위궤양과 역류성 식도염도 확인되었으며, 오른쪽 어깨관절에 퇴행성 변화 또한 관찰되었다.

대상자는 165cm의 키에 몸무게는 70kg으로 담배를 20년가량 매일 10개피를 피웠으며 3년 전부터 금연을 하고 있다. 음주는 소주 2병 정도를 일주일에 평균 4회 이상 마시고, 규칙적인 운동을 하지 않으며 건강검진 때 심장에 대한 검사를 받은 적이 없었다. 대상자는 변압기를 만드는 회사를 경영하며 지역사회에서 성공한 중소기업인으로 인정받고 있다. 아내와 36년 전에 결혼하여 두 딸을 두고 있다. 첫째 딸은 결혼해서 미국에서 살고 있으며, 둘째 딸은 영국에서 디자인 공부를 위해 학교를 다니고 있고, 그에 따른 비용은 대상자가 전부 부담하고 있다. 아내는 성당에서 자원봉사를 하면서 1년에 2번 정도 자녀들을 만나기 위해 남편과 함께 해외여행을 다녀온다. 대상자는 3개의 방과 2개의 욕실이 있는 30년 된 아파트에서 아내와 함께 살고 있다. 주차장이 협소하여 100m 정도 떨어진 공영주차장에 주차를 하거나 지하에 주차를 하면 1층까지 엘리베이터가 없기 때문에 지상으로 올라오기 위해선 24개의 계단을 올라와야 한다. 집이 오래돼서 아내가 새 아파트로 가고 싶다고도 하지만 주변의 이웃들과 사이가 좋고 현재 사는 곳이 익숙하여 굳이 이사의 필요성을 느끼지 못하고 있다.

대상자는 아내와 함께 골프치는 것을 즐겼으며 1달에 2번은 필드에 나갔다. 또한 4개월에 한번은 사업차 출장을 위해 해외에서 일주일가량을 체류하기도 하지만 평상시에는 일주일에 60시간 정도 일을 한다. 집에서 혼자 있는 것이 싫어서 대부분의 식사를 회사에서 시켜먹거나 저녁에 약속이 있는 날은 식사를 따로 하지 않고 바로 음주를 즐긴다.

대상자의 아버지는 70세에 심장마비로 세상을 떠나시기 전까지 방송국에서 일을 하셨으며 일을 많이 하시느라 가족과 많은 시간을 보내지는 못했었다고 한다. 하지만 자신이 가장 존경하는 사람이고 더 오래 사셨으면 하는 아쉬움을 가지고 있었다. 부친의 가족력 때문에 심장질환에 대해 신경은 쓰고 있었지만 건강보조식품 외에 특별한 관리는 하지 않고 있었다. 힘든 상황에서 회사를 성장시키면서 어려운 일들을 해쳐왔기 때문에 어려운 상황을 극복할 수 있다는 자부심이 강한 사람이다.

대상자는 빨리 퇴원해서 회사에 돌아가기를 바라고 있으며, 충분히 예전만큼 일을 할 수 있을 것이라고 생각한다. 현재 OO대학병원 중환자실에서 치료를 받고 있으며, 이후 심장내과로 전과할 예정이다.

| 작업치료평가 |

대상자는 대학병원 중환자실에 입원하면서부터 평가가 이루어졌으며, 인지, 지각, 감각, 시・청각에 문제가 없었다. 오른쪽 어깨에서 약간의 통증을 호소하였지만 정상 관절가동범위를 가지고 있었으며 협응력도 좋았다. 우세손은 오른손으로 근력도 좋은 편이었다. 하지만 휠체어에 앉아있을 때도 5분을 넘지 못할 정도로 근 지구력이 심하게 약화되어 있었다. 눕거나 엎드린 자세에서 앉은 자세로 전환할 때는 약간의 도움이 필요하지만 앉은 자세에서 서기의 움직임과 침대에서 휠체어로의 이동은 스스로 가능하였다. 침대에서의 자세변경은 베드레일을 이용하였고, 병실 안에 있는 화장실은 보조도구 없이 이동 가능하였다. 최근 대상자는 기본적이고 수단적인 일상생활에서 보호자의 도움을 필요로 하고 있지만 그로인해 우울해 하거나 절망적으로 느끼고 있지는 않다.

대상자는 중환자실에 있는 것이 너무 불편하여 빨리 병실로 옮기기를 희망하고 있으며, 재활치료시간에는 치료사의 지시에 협조적이고 치료에 적극적으로 참여하고 있다. 대상자의 목표는 최대한 빨리 회사로 돌아가서 그동안 밀린 일을 처리하고 가정으로 돌아가서 그전처럼 생활하는 것이며, 2주안에 퇴원하기를 희망하고 있다.

질 문 Question

1. 중환자실에서 나타날 수 있는 대상자의 문제점은 무엇인가?
2. 대상자의 목표에 기반한 작업치료의 단기목표와 장기목표로 적절한 것은 무엇인가?
3. 대상자의 목표와 작업치료 목표는 일치될 수 있는가? 그렇다면 그 이유는?
4. 치료 목표에 도달하기 위해 어떠한 기능적 활동들을 사용할 수 있을 것인가?
5. 대학병원에서 대상자는 2주 후에 퇴원하고자 한다. 이 기간 동안 치료사가 추천할 수 있는 퇴원계획에는 어떤 것이 있고 퇴원을 가능하게 할 수 있는 대상자의 강점은 무엇인가?
6. 대상자의 일상생활활동과 상응하는 MET값을 이용한 치료에는 무엇이 있을 수 있는가? 치료계획은 무엇인가?
7. 대상자의 재활치료기간 동안 심장에 부담을 주는 증상이나 징후로는 어떤 것이 있을 수 있는가?
8. 치료기간 중 확인해야 하는 생체 신호에는 어떤 것이 있고 어떻게 확인할 것이며 기준은 무엇인가?
9. 대상자가 가정으로 복귀할 때 치료사가 고려해야 할 안전사항에는 어떤 것이 있을 수 있는가?
10. 대상자의 일상생활을 고려하여 교육프로그램을 기술하여라.
11. 대상자가 재원기간 동안 참여 가능한 일상생활활동은 무엇인가?
12. 대상자의 일상생활활동의 참여도를 높일 수 있는 활동계획을 간단하게 설명하시오.
13. 대상자가 일상생활 동안 필요한 호흡기술로 어떤 것을 가르칠 것이며 일과에 어떻게 적용할 수 있는가?
14. 대상자의 역할과 직업을 이해하기 위해 필요한 핵심은 무엇이라고 생각하는가?
15. 치료사로서 대상자의 여가활동에 대해 어떻게 생각하는가?
16. 만약 대상자가 가정이나 직장에서 필요한 보조도구가 있다면 무엇인가?
17. 대상자의 집에 어떤 유형의 수정을 추천할 수 있으며, 이러한 수정은 영구적인가 일시적인가?
18. 대상자의 재원기간 동안 작업치료사가 적용할 수 있는 상지활동으로 적절한 것은 어떤 것이 있는가?

19. 대상자가 재원기간 동안 성취할 수 있는 최대 MET는 어느 정도가 적당한가?

20. 대상자의 운동프로그램과 관련하여 제공되어야 할 교육에는 어떤 것이 있을 수 있는가?

21. 대상자에게 위험요소인 스트레스를 작업치료가 어떻게 다룰 수 있다고 생각하는가?

22. 대상자의 심리적 건강에 영향을 주는 요소로 무엇이 있을 수 있는가?

23. 왜 육체적 문제와 함께 이러한 문제를 중요하게 다루어야 하는가?

23a. 작업치료사는 정신사회적 문제와 관련하여 다른 전문가에게로 전과를 고려해야 하는가?

24. 대상자의 생활방식을 바꾸기 위해 중요한 것은 무엇이며 치료사는 어떠한 것을 교육해야 하는가?

24a. 대상자에게 심근경색과 스트레스의 관계에 대하여 어떻게 교육할 것인가?

25. 환자의 아내가 대상자가 예전의 생활태도로 돌아가는 것이 두렵고 그러한 생활방식을 바꾸기 위해 어떻게 설득을 시켜야 할지 모르겠다고 말하는 것을 듣고 치료사는 어떻게 대처해야 하는가?

26. 대상자의 아내는 남편과 다시 성생활을 하는 것에 대해서도 두려워하고 있다고 할 때 어떻게 해야 하는가?

26a. 작업치료사가 환자의 성생활에 관여하는 것을 어떻게 생각하는가? 만약 부정적이라면 누가 이러한 문제를 관리하는데 적절하다고 생각하는가?

27. 대상자는 무척 화가 난 상태로 회사관계자와 통화를 하고 있었다. 통화 이후 200/140의 혈압이 체크되었다. 치료사는 이러한 상황을 어떻게 대처해야 하는가?

28. 대상자는 집에 돌아갔을 때 매일 운동을 위해 기구를 사고 싶다고 한다. 어떠한 기구를 추천하고 그 이유는 무엇인가?

29. 대상자에게 규칙적인 관리와 처방을 위해 제공되는 병원의 심장재활 프로그램과 스트레스 관리 수업에 참여하도록 권했지만, 대상자는 격렬한 일을 잘하고 그것에 대해 스트레스를 받지 않는다고 말한다. 치료사는 이러한 상황을 어떻게 대처해야 하는가?

30. 대상자는 병원에서 퇴원하면 일을 시작하고 심장재활 프로그램에는 참여하지 않겠다고 한다. 치료사는 이러한 상황에 어떻게 대처해야 하는가?

31. 대상자의 재활치료 기간은 짧았다. 집에 돌아갔을 때 심장재활 프로그램에 참여하는 대신 직장으로 복귀하겠다고 하였을 때 치료사는 퇴원지침에 어떤 것을 포함시켜야 하는가?

MEMO

사 례 2

다음의 사례를 읽고 아래 문항에 적합한 답을 생각해 보시오.

- 성별 / 나이 / 이름 : 여 / 63세 / 장을순
- 진단명 : Right Total Shoulder Replacement(오른쪽 전체 어깨관절 치환술), 류마티스 관절염

| 시나리오 |

대상자는 오른쪽 전체 어깨 치환술을 진단받은 63세 여성이다. 대상자는 또한 류마티스 관절염과 골다공증 진단을 받았다. 대상자는 10년 전 좌측 어깨 치환술을 진단받고 수술받은 과거력을 가지고 있다. 대상자는 왼쪽 어깨의 통증과 뻣뻣함으로 제한된 움직임이 있었으며, 오른쪽 팔로 땅을 짚기 어려워 졌을 때 수술을 받았다. 류마티스 관절염으로 인해 1년 6개월 전부터 대상자의 팔에 부정적인 영향을 주기 시작했고, 수술이 불가피해질 정도로 상황이 악화되었다. 대상자는 수술 전 오른팔의 움직임을 "최소"로 표현하였다.

대상자는 남편과 함께 침실과 주방이 있는 주택에서 살고 있다. 대상자의 남편은 지하철역에서 장사를 하고 있어 매일 아침 일찍 집을 나섰다가 저녁 늦게 귀가한다. 대상자는 남편의 식사를 준비하거나 집안일을 도맡아 했으며, 스스로 모든 것을 해왔다. 대상자는 관절염 및 골다공증으로 인해 타인의 도움을 받는 것을 꺼려했고 최대한 독립적으로 수행하는 것을 선호했다. 그동안 대상자는 시간이 날 때면 지하철역에서 가게 일을 하고 있는 남편의 장사를 도왔지만, 최근 어깨 통증이 심해져 돕지 못하고 있다.

대상자는 수술 전 지난 1년 동안 일상생활을 수행하는 것에 있어서 어려움이 점진적으로 증가했다고 전한다. 대상자는 세탁기에서 옷을 꺼내기 위해 손을 뻗을 때, 세수를 하거나 머리를 빗을 때, 상의를 입을 때 대상자의 남편의 도움이 필요해왔다. 대상자는 남편과 함께 점심식사를 하지만, 그 외 다른 식사들은 혼자 집에서 한다. 대상자는 수술 전 음식 준비에 있어서 독립적이었지만, 수술 후 활동 시 어깨 통증으로 인해 대부분의 활동이 어려웠다고 했다. 대상자는 식사 준비를 위해 칼로 음식을 자를 때에 통증을 느꼈고, 어깨 높이의 서랍에서 그릇을 꺼낼 때에도 통증으로 인해 힘들어 했다. 대상자가 가장 좋아하는 여가활동은 강아지와 산책하는 것과 텃밭을 가꾸는 것이지만 현재 우측 어깨 통증으로 인해 여가활동을 하지 못

하고 있는 상태였다.

대상자는 어깨 관절(Glenohumeral Joint) 치환술을 받았고 다음날 회복실에서 병실로 이동하여 오른쪽 어깨의 부동을 위한 swatch sling을 착용했다. 병실에선 수술 회복 직후 환자 및 보호자에게 수술 후 지켜야 할 어깨 관리법을 교육했다. 어깨를 바깥돌림부터 중립까지만 허용하고, 오목위팔관절이 완전히 안쪽돌림되지 않는 한 벌릴 수 없다고 했고 이를 지킬 것을 강조했다. 하지만 대상자는 과거에 왼쪽 어깨 치환술 후 교육 받은 내용을 지키지 못하여 회복을 하는데 어려움을 겪었던 적이 있었다.

대상자를 위한 퇴원계획은 수술후 회복기간의 2주 동안 병원에 입원하여 급성기 의료적 처치를 받을 것이고 어깨를 봉합한 실밥을 푼 후에 퇴원할 것이다. 대상자는 퇴원 후 외래진료를 통해 작업치료사에게 재활치료를 받을 것이다. 병원에 있는 동안, 대상자는 작업치료, 물리치료, 간호, 영양, 그리고 사회적 서비스를 받을 것이다.

| 작업치료평가 |

대상자는 평가를 받는데 매우 협조적이었다. 대상자는 지각, 인지, 시각, 감각, 청각의 기능에 문제를 보이지 않았다. 하지만 서있거나, 보행시 그리고 오른쪽 어깨를 사용하는 활동시 어깨에 통증이 있다고 했다. 평가를 위해 sling을 풀어야 했는데 이를 걱정할 정도로 심한 통증을 느끼고 있었고 실제로 sling을 푸는데 힘겨워 했다.

대상자의 오른쪽 상지의 AROM은 shoulder flexion : 25°, extension : 15°, internal rotation : 45°, external rotation : 1°~10였고 AROM 수행시 느꼈던 통증에 대해 7~8의 점수를 주었으며 대상자의 팔꿈치와 손은 기능적인 제한이 있었다. 대상자의 왼쪽 상지의 AROM은 shoulder flexion : 110°, extension : 30°, abduction : 100°, horizontal adduction : 95°, horizontal abduction : 5°, external rotation : 40°, internal rotation : 80°. 대상자는 왼손의 전완 이하의 상황은 오른손과 비슷하게 기능적 제한이 있었고 관절염으로 인해 왼손의 2~5번째 MCPs에 약간의 ulnar drift를 가지고 있었다. 대상자는 오른손잡이이다.

대상자의 협응력은 대상자의 오른쪽 어깨의 기능적인 제한으로 인해 저하되어 있었다. 왼손의 ulnar drift 때문에 작은 물건을 양손 조작하는데 어려워 했다. 또한 10년전 왼쪽 어깨의 수술 이후 활동 수준이 떨어져 전반적인 근력수준은 감소한 상태였다. 그러나 대상자는 주어진 과제들을 매우 열심히 수행하였고 재활동기가 높았다.

대상자는 아직까지 어깨 수술부위의 실밥을 풀지 않아 정기적으로 간호사에게 드레싱과 소독을 받고 있으며 수술부위에 부종은 없었다. 어깨 수술부위의 회복은 잘 이루어지고 있었고 손가락이 뻣뻣해지는 것을 막기 위해 손가락을 자주 움직인다고 했다.

대상자는 침대에서 바로 앉은 후나 일어난 후에 약간의 어지러움을 느낀다고 말했다. 대상자는 오른쪽 팔로 짚고 일어나 앉거나 돌아눕지 못해 체위변경 및 누워있던 자세에서 앉으려고 움직일 때 중간정도의 도움이 필요했다. 대상자는 최소한의 도움으로 옮겨지고, 대상자의 낙상을 예방하기 위해 보호자와 함께 걷는다. 대상자는 화장실 사용을 위해 침상주변의 변기겸용의자(bedside commode)를 사용할 것이고 이동을 위해 활동보조인을 부를 것이다.

대상자는 준비된 음식을 스스로 냉장고에서 꺼내 먹을 수 있다. 대상자는 현재 상지의 개인위생 및 목욕에 있어서 중간에서 최대 도움을 요구한다. 대상자는 침대에서의 활동을 수행할 때 하지를 위한 보조는 최소 도움이 필요한 상태이다. 또한 화장실 위생을 수행하기 위해 뒤처리에 있어 최소한의 도움이 필요하며, 식사 준비를 포함한 대부분의 가정 관리 과제들에 있어서 의존적이었다.

대상자는 10년 전 받았던 왼쪽 어깨 수술 후 작업치료를 받아봤기 때문에 작업치료 서비스를 받는데 걱정스럽지 않다고 했다. 대상자의 작업치료 목표는 모든 self-care 과제들을 독립적으로 수행할 수 있는 상태에서 퇴원 후 집에서 많은 도움이 필요하지 않게 하는 것이다. 대상자는 스스로 샤워하고 용변을 볼 수 있기를 원했고 그동안 통증으로 인해 할 수 없었던 여가활동 중 텃밭을 가꿀 것이라고 말했다.

질 문 Question

1. 대상자가 갖고 있는 현재의 문제점은 무엇입니까? (problem list).
2. 대상자가 갖고 있는 강점은 무엇입니까?
3. 수술 후 병원에 입원하는 단기간 동안(2주) 작업치료를 위해 당신과 대상자는 어떤 구체적인 목표를 세울 것인가?
4. 대상자는 입원기간 동안 대상자의 어떠한 강점을 활용하여 현재 갖고 있는 잠재력을 최대화 할 수 있을 것인가?
5. 대상자를 위해 치료 빈도와 기간을 포함한 구체적인 치료계획을 세워보시오.
6. 대상자가 수술 후 지켜야만 하는 예방책은 무엇입니까?
7. 수술 후 예방책에 대한 교육이 필요한 이유는 무엇입니까?
8. 당신은 대상자에게 어떻게 하면 예방책을 더 잘 따르를 수 있게 할 수 있습니까?
9. 수술 후 회복기간(1주 이내)에 대상자가 병실에서 참여하기에 안전하지 못한 활동은 무엇입니까?
10. 대상자가 걷기 위해 일어났을 때 당신에게 어지럽다고 하였다. 대상자가 어지러움을 느끼는 이유는 무엇이 있을까? 당신은 이러한 면담 사항을 누구에게 얘기할 것이며 이것을 감소시키기 위해 무엇이 이루어져야 합니까?
11. 어떠한 활동이 대상자의 오른쪽 어깨의 통증 및 회복을 악화시킬 수 있습니까?
12. 목욕과 옷 입기 활동을 위한 구체적인 치료 활동에 대한 계획을 세워보시오. 이러한 활동에 대해 어떻게 독립성을 증진시킬 것인지 그리고 어떤 부분을 당신이 도움을 줄 것인지 설명하시오.
13. 대상자가 퇴원 후 가정으로 복귀하여 생활할 시 필요한 가정관리활동이 무엇이 있을지 생각해보고 보호자의 의존성을 낮추기 위해 어떠한 치료계획을 세울 것인지 설명하시오.
14. 대상자가 중단하고 있는 여가활동을 영위하기 위해 당신이 치료실에서 제공해 줄 수 있는 치료적 서비스에 대해서 설명하시오.
15. 병원에서의 대상자의 독립 수준을 증진시키기 위해 당신은 어떤 종류의 보조도구를 제공할 것인가? 그 이유를 설명하시오.
16. 현재 병원에서의 대상자의 독립수준을 극대화시키려면 병원 환경이 어떻게 조정되어질 필요가 있는가?

17. 병원에서의 대상자의 오른쪽 어깨를 위한 운동프로그램을 만들어 보시오(구체적인 운동의 종류와 운동의 빈도 및 기간을 포함). – 당신이 제공한 운동프로그램은 대상자의 어떤 기능적 활동을 위한 운동프로그램인가?

18. 작업치료의 영역 내에서 대상자의 어깨 통증을 치료하기 위해 어떤 서비스를 제공해 줄 수 있을까? 작업치료사는 대상자의 왼쪽 상지 운동 수행 또한 제공할 것이다. 그 이유를 설명하시오.

19. 대상자가 집으로 돌아갈 때 대상자가 받을 수 있는 심리적 지지 또는 사회적 지지는 무엇이 있을까?

20. 대상자가 퇴원 하기 전, 어떤 종류의 교육이 대상자의 가족에게 필요할까?

21. 대상자와 대상자의 가족에게 제공한 퇴원 교육 및 정보를 그들이 이해했는지 당신은 어떻게 확인할 것인가?

22. 대상자가 변기겸용의자(commode)를 대상자의 건측손으로 지팡이 손잡이를 이용하여 가깝게 끌어당기려고 시도하려 하고 있다. 몸을 굽혀 침대 밖으로 팔을 내밀고 있는 중이고 수술 받은 팔로 침상 끝에 위치시켜 지지하면서 통증 때문에 인상을 찌푸리고 있는 중이다. 당신은 어떠한 조치를 취할 것이고 대상자에게 어떤 말을 할 수 있겠는가?

23. 대상자는 어떻게 하면 침대 밖으로 안전하게 나올 수 있는지를 당신에게 알려달라고 했다. 당신이 대상자에게 가르칠 기술과 단계를 설명해보시오. 이 밖에 병실의 환경수정이 필요하다면 어떠한 것들이 있을 수 있는지 설명해보시오.

24. 대상자는 현재 보조도구를 이용한다면 최소 보조로 목욕을 할 수 있는 상태이다. 당신은 최소보조하에 목욕수행을 위해 어떠한 보조도구를 제공해주어야 하는가? 가정에서 안전하고 독립적인 목욕활동을 수행하기 위해 치료실에서 당신은 어떠한 치료적 서비스를 제공할 것인가?

25. 대상자는 왼쪽 어깨의 AROM에서 약간의 증진을 보였다. 대상자는 퇴원 후 가정으로 복귀하기 전에 대상자가 왼쪽 어깨가 계속적으로 회복되어 얼마나 증진할 수 있을지에 대해 당신에게 물어본다. 당신의 답변은 무엇입니까?

26. 대상자는 오늘 오후에 퇴원한다. 현재 지팡이를 이용하여 독립적 보행이 가능하며 그리고 어지러움도 없다고 말한다. 당신은 대상자가 집에 가기 전 마지막 치료 세션에서 당신은 어떤 것에 초점을 둘 것인가?

27. 당신은 퇴원정보를 근거하여 대상자의 가정에서의 독립적이고 안전한 생활을 위해 어떤 교육을 제공할 것이고 집에서의 자가–운동계획은 어떻게 수립하여 제공할 것인가?

MEMO

사 례 3

다음의 사례를 읽고 아래 문항에 적합한 답을 생각해 보시오.

- 성별 / 나이 / 이름 : 여 / 45세 / 이명자
- 진단명 : 전체 체표면적 42%의 1도, 2도, 그리고 3도 화상(Superficial, Partial-, and Full-Thickness Burns, 42% Total Body Surface Area)

| 시나리오 |

대상자는 몸 42% 화상 진단을 받은 45세 여성이다. 대상자는 4%(1도), 30%(2도) 그리고 8%(3도)의 화상을 입었다. 대상자는 양손, 양팔, 앞 몸통, 그리고 목 주변에 화상을 입었는데, 손등과 팔 뒤쪽에 3도 화상, 그 외 팔에 작은 부분의 2도 화상이 있다. 몸통과 목의 앞쪽은 2도 화상을 입었다.

대상자는 두 자녀를 키우는 전업주부이고 3층 빌라 중에서 3층에 거주하고 있다. 대상자는 요리를 하다가 부엌에서 화재가 발생해서 화상을 입었다.

대상자는 즉시 병원으로 이송되어 ICU에 입원하여 4주 동안 화상병실에서 집중치료를 받았고, 재활치료를 위해 재활병원으로 전원되었다. 대상자는 3도 화상 부위에 자신의 배 피부를 이용하여 이식 수술을 받았다. 대상자는 사고 전에 건강하였고 비흡연자이기 때문에, 의사들은 2도 화상이 피부 이식 수술을 하지 않아도 치유될 것으로 판단하였다. 의료진은 이식 수술과 화상치료의 경과가 좋았고 환자의 전반적인 건강상태가 양호했기 때문에 재활치료의 진행이 순조로울 것이라고 예상했다.

두자녀(12살 그리고 9살)는 대상자가 입원하면서 이모 집에 머무는 중이고 종종 대상자의 문병을 왔지만 병실에서 간병을 하지는 않았다. 남편은 직장생활이 바쁘고 가사 일을 전혀 하지 않아서 가정 일에 도움이 되지 않았고 경제사정도 좋지 않다. 현재는 친정 식구들의 도움을 받고 있지만 오랫동안 많은 치료비가 필요한 화상치료의 특성 상, 향후의 치료에 필요한 비용을 걱정하고 있다. 대상자가 다니던 교회의 목사님이 매주 방문해서 기도하고 위로해주고 있다. 앞으로의 계획은 대상자가 도움 없이 스스로 활동하고 주부로서 생활할 수 있을 때까지 재활병원에서 지내는 것이다.

| 작업치료평가 |

대상자는 재활병원 입원 후 작업치료 평가에서 “선생님! 집에 빨리 가고 싶어요.” 라고 말하면서 찡그리는 표정을 지었다.

대상자는 양쪽 손등과 왼쪽 얼굴, 팔 뒷쪽 그리고 앞 몸통에 화상으로 인한 감각 결손이 있고 통증 때문에 괴로웠다. 화상 부위는 일부에 아직 붕대로 드레싱이 되어 있었고 나머지 부위도 붉고 팽팽하고 건조했다. 차트에 감염 위험 때문에 아직 적극적 치료가 어려운 부위가 있다고 설명되어 있었다.

대상자는 몸통과 어깨는 AROM 문제가 없었다.

왼쪽 상지 AROM은 다음과 같다.

팔꿈치 굽힘 : 110° ; 폄 : −10° ; 손목 폄 : 20°; 손목 굽힘 : 25° ; 자뼈와 노뼈 편위 : 10° ; 뒤침 : 45° ; 엎침 : 60°; 검지~새끼손가락 : MCP 굽힘 : 80° ; PIP/DIP 굽힘 : 45° ; 손가락 폄 : −10° ; MCPs :−10° PIP/DIP ; 엄지 : 중지의 가쪽과 대립(opposition) ; MP 굽힘 : 20° ; IP 굽힘 : 10° ; 엄지 폄 : −5° ; 손바닥 벌림 : 15° ; 노뼈 벌림은 수축만 가능함(trace).

오른쪽 상지 AROM은 다음과 같다.

팔꿈치 굽힘 : 120° ; 폄 : −5° ; 손목 폄 : 25° ; 손목 굽힘 : 60° ; 자뼈와 노뼈 편위 : 10° ; 뒤침 : 80°(통증 있음) ; 엎침 : 85°(통증 있음) ; 검지~새끼손가락 : MCP 굽힘 : 85° ; PIP/DIP 굽힘 : 55° ; 손가락 폄 :−5° ; MCP/PIP/DIPs 엄지 : 네 손가락과 대립 ; MP 굽힘 : 25° ; IP 굽힘 : 15° ; 전체 엄지 폄 ; 손바닥 벌림 : 25° ; 노뼈 벌림 : 15°.

대상자는 Jebson−Taylor Hand Function Test에서 표준 이하의 점수를 획득했다. 대상자는 오른손잡인데, 힘과 조절 능력을 구체적으로 평가하지 않았지만 화상 때문에 오른손의 기능이 심하게 손상되었음을 알 수 있다. 대상자는 항상 통증에 시달리고 진통제로 겨우 진정된다고 말했다.

대상자는 지금은 최소한의 도움으로 침대와 의자에서 이동할 수 있지만 예전에 너무 빨리 일어서려고 하다가 병실에서 넘어졌다. 통증 때문에 침대에서 자세를 바꾸는데도 종종 도움이 필요하다. 복부의 이식제공 부위에 통증이 있지만 그 부위가 직접 닿지만 않으면 몸통을 움직일 수 있었다. 화상부위를 씻고 드레싱하고 약을 바르는 과정이 포함된 목욕에서 전반적 도움이 필요하다. 대상자는 끈 없는 신발, 느슨한 양말, 그리고 추리닝 바지를 입을 수 있고 상의 속옷을 입지 않고 최소한의 도움으로 티셔츠를 입을 수 있다. 대상자는 전동칫솔을 이용하여 도움 없이 양치질을 하고 느리게 세수를 혼자 할 수 있지만 머리 감기와 목욕은 도움이 필요하다.

대상자는 혼자 아이들을 키우는 것에 책임감이 큰데, 사고 이후 직접 아이들을 돌보지 못해서 불안하고 화가 났다. 대상자는 집에 돌아가기 위해 필요한 치료면 무엇이든지 하겠다고 했다. 대상자는 샤워하는 것과 딸들을 보살필 수 있게 되는 것이 스스로가 세운 목표라고 말했다.

질 문 Question

1. 대상자의 작업 프로필을 작성하라.
2. 대상자의 주요 어려운 점은 무엇인가?
3. 대상자의 강점은 무엇인가?
4. 작업치료에서 설정할 수 있는 short-term goals는 무엇인가?
5. 작업치료에서 설정할 수 있는 long-term goals는 무엇인가?
6. 심각한 화상 이후 급성기 시기에 신체적 문제점은 무엇인가?
7. 이식수술 후 화상환자의 치료에서 주의할 점은 무엇인가?
8. 화상환자의 재활치료의 주요 목표는 무엇인가?
9. 흉터와 구축을 예방하기 위한 작업치료의 방법은 무엇인가?
10. 대상자의 평일 작업수행의 시간사용을 확인하여 작업일정표를 작성하라.
11. 작성된 작업일정표의 작업균형(Self-Care/Work/Leisure)을 확인하라.
12. 치료 목표를 위한 필수적인 활동들을 포함하여 작업일정표를 재구성하라.
13. 목욕하기 수행을 위한 적응적 작업치료 방법(활동요건의 변화, 목욕탕의 구조 및 물품 변경, 다른 사람의 도움 등 포함)을 설계하라.
14. 대상자의 독립적 일상생활활동 수행을 위한 보조기기는 무엇인가?
15. 위의 보조기기 훈련방법을 설명하라.
16. 대상자는 '입은 옷이 간지러워서 견디기 힘들어요. 무엇이든 몸에 닿으면 간지러워요'라고 호소한다. 이 증상에 대한 탈감각화 작업치료는 어떻게 실시하는가?
17. 대상자의 AROM 회복을 위한 작업치료를 설계하시오.
18. 손의 힘과 협응 기능을 향상시키기 위한 작업치료를 설계하시오.
19. AROM, 근력, 협응 기능의 치료 효과를 확인하기 위한 평가방법을 설명하라.
20. 대상자는 사고 이후에 주방과 관련된 것을 두려워하고 심지어 주방 근처에서 작업치료하는 것도 견디기 어렵다고 말한다. 이는 어떤 증상이라고 할 수 있나?

21. 대상자와 가족이 사고 이후 경험하는 정서적 충격과 나타날 수 있는 잠재적 어려움에 대하여 설명하라.

22. 위의 정서적 어려움을 회복하기 위한 전문적 치료와 주변의 도움은 무엇이 있는가?

23. 대상자는 교회 목사님과 기도한다. 재활 단계에서 정신적 지원은 어떻게 도움되는가?

24. 대상자는 흉터가 어떻게 될지 궁금했다. 대상자에게 흉터의 형성과정과 특징에 대하여 설명하시오.

25. PROM 운동치료 하는 동안 대상자는 많이 아파하면서도 계속 하자고 말했다. 치료사는 계속 진행하는가? 혹은 중단한다면, 그 이유는 무엇인가?

26. 대상자에게 밤에 손 스플린트 사용법에 대해 가르치는 중이다. 대상자는 스플린트가 아프고 야간 간호사가 스플린트를 벗긴다고 말했다. 이런 이야기를 처음 듣는다면, 무엇을 해야 하는가?

27. 화상은 잘 치유되고 있으며 대상자는 최소의 도움으로 목욕을 수행할 수 있다. 대상자는 주말에 여동생 집에 가서 하루를 자고 싶어 한다. 대상자의 일상생활활동을 도와주는 여동생에게 교육해야 할 사항은 무엇인가?

28. 대상자가 샤워 훈련을 시작하기에 앞서, 우선적으로 교육할 사항은 무엇인가?

29. 대상자는 여전히 요리하는 것에 자신이 없다고 한다. 전자레인지만 데우는 즉석식품을 이용해서 혼자 힘으로 음식준비를 하는 방법을 지속하는 것은 적절한가? 혹은 적절하지 않은가? 그 이유는 무엇인가?

30. 대상자의 퇴원계획은 집에 돌아가서 외래로 작업치료를 받는 것이다. 대상자를 위한 적절한 외래 작업치료의 목표는 무엇인가?

31. 퇴원 시, 대상자가 지금 운전할 수 있을지 물었다. 치료사는 무엇을 생각해야 하는가? 뭐라고 대답할 것인가?

32. 대상자를 위한 가정 작업치료 프로그램을 설계하라.

MEMO

사 례 4

다음의 사례를 읽고 아래 문항에 적합한 답을 생각해 보시오.

- 성별 / 나이 / 이름 : 남 / 29세 / 바얀 테무르
- 진단명 : Right Above Elbow Amputation 오른 상완절단

| 시나리오 |

대상자는 몽골에 살고 있는 가족들의 생계와 자신의 꿈을 이루기 위해 5년전 한국으로 왔다. 집안의 첫째 아들이었으며, 4명의 동생들이 있었고 부모님은 노환으로 경제 활동 참여가 어려웠기에 보다 큰 돈을 벌 수 있는 일자리가 필요했다. 특히, 테무르는 한국 드라마와 음악을 좋아하기 시작하면서 한국말에 관심을 갖기 시작했고, 몽골에서 한국어를 가르치는 선생님이 되거나 학원을 운영하는 것이 꿈이었다. 그래서 돈을 벌어 집안의 생계를 꾸리고 한국어를 전문적으로 배우기 위해 한국행을 선택했다.

테무르가 한국에 왔을 초기에는 한국어가 익숙하지 않아 신체를 활용해서 일을 할 수 있는 중소기업의 생산직에 취업하였다. 고철을 녹여서 농기계의 부품을 생산하여 납품하는 곳으로 규모가 크지는 않았지만 모든 직원에게 고용보험과 퇴직금을 지급하는 건실한 기업이었다. 대상자가 주로 하는 일은 철을 녹이는 작은 용광로를 관리하고 적절한 시기에 고철을 넣는 일이었다. 주중에는 이렇게 일을 하면서 주말에는 한국어를 배우기 위해 근처 대학의 어학원에 등록하여 한국어 공부를 하였다. 처음에는 한국어가 많이 부족했지만 지금은 간단한 의사소통이 가능한 정도로 향상되었다.

대상자는 말이 많지 않고 혼자 있는 시간을 좋아하는 내성적인 성격이다. 하지만 한국 드라마를 비롯하여 대중가요, 음식과 같은 한국의 문화를 좋아했기 때문에 직장과 어학원 동료들과 좋은 관계를 유지하였고, 그로 인해 한국 생활에 잘 적응하였으나 몽골로 빨리 돌아가기를 원했다. 몽골에서 가족들과 함께 살면서 한국어를 가르치는 삶의 모습을 꿈꾸었다.

그러던 어느 날, 테무르는 전기 차단기가 내려가지 않은 용광로의 배선을 정리하던 중 감전 사고가 발생하였다. 이 사고로 대상자는 오른쪽 팔꿈치까지 3도 화상을 입었고, 왼쪽은 손목까지 2도 화상을 입게 되었다. 대학병원으로 옮겨져 왼쪽은 지속적으로 수술과 화상 치료를 통해 기능적인 움직임이 가능하였으나 오른쪽은 집중적인 치료에도 불구하고 조직의 괴사가 진행되어 팔꿈치 위쪽으로 절단(오른 상완절단)하는 수술을 받았다.

수술 후 의학적 상태가 안정화 되면서 재활병원으로 전과되어 집중적인 재활치료를 받았다.

또한, 절단단의 통증과 환상통을 치료하기 위하여 마취통증의학과의 진료를 병행하였으며, 사고 당시의 충격으로 인한 외상 후 스트레스에 대한 정신과 협진과 지속적인 심리 상담도 함께 진행하였다.

| 작업치료평가 |

대상자는 재활치료를 받으면서 동시에 상완 의지(Prosthetic)를 제작하였다. 먼저 소켓(Socket)을 제작하여 절단단에 잘 맞도록 하기 위해 여러번 시도를 하였으나 피부의 발적과 부종을 동반한 통증과 환상통으로 인해 소켓 제작에 어려움이 있었다. 그러나 다행히 의료팀과 간단한 의사소통에 어려움이 없었기 때문에 대상자에게 의지 제작을 위한 소켓의 중요성을 설명하였다. 그래서 초기에 적극적인 의지 제작과 훈련이 성공적인 재활을 위해 중요하다는 것을 인식시킬 수 있었다. 정신과 협진과 심리 상담을 통해 시간이 지날수록 우울감과 심한 감정의 변화 양상이 잦아들면서 보다 적극적인 중재가 요구되었다.

대상자는 오른쪽 손이 우세손이었기 때문에 의지를 제대로 사용하기 전까지 왼손을 우세손으로 하기 위한 연습이 요구되었다. 그러나 왼쪽 손가락도 화상과 수술로 인해 제한적인 관절 가동범위를 갖고 있었다. 하지만 왼손으로 숟가락과 포크를 사용한 식사하기가 가능하였으며, 손잡이를 두껍게 수정한(Built up) 필기구를 이용하여 글씨쓰기도 가능하였다. 그러나 이러한 훈련 과정을 힘들어하였으며, 심리적으로도 혼란스러움을 호소하였다. 그리고 옷 입기를 수행할 때 단추와 지퍼 사용을 많이 어려워하였다.

소켓이 완성되면서 오른쪽 의지를 이용하는 훈련을 시작하였다. 다행히 양쪽 어깨 근력이 좋았기 때문에 오른쪽 의지의 팔꿉관절과 말단장치를 조절하기에는 용이하였다. 말단장치는 가장 기능적으로 우수한 후크를 사용하였으나 평소에 사회생활을 위해서는 외관을 고려한 손 모양 의수도 함께 제작하였다. 오른쪽 의지로 팔꿉관절과 후크의 사용이 익숙해지면 양손 협응 훈련도 요구된다. 의지를 착용하고 벗기, 절단단의 탈감각 치료 프로그램, 어깨 관절 근력 강화 및 가동 범위 유지를 위한 운동 프로그램을 적용하였다. 그리고 왼쪽 손가락의 관절 가동 범위의 제한이 있기 때문에 적절한 보조도구 사용을 위해 평가와 훈련을 진행하였다.

작업치료사는 테무르에게 전동 의수 사용에 대해서도 고려하였으나 추후 몽골에 가서 생활하기를 원하기 때문에 의수의 사후 관리를 위해 수동 방식의 의지 사용 훈련을 하였다. 의지 사용을 하면서 환상통이 많이 감소되는 경향을 보였으며, 절단단의 피부와 부종 관리가 잘 이루어지면서 일상생활활동 참여와 수행의 질도 향상되었다. 하지만 여전히 의지 사용에 있어서 잦은 감정 변화와 우울감의 호소는 크게 줄어들지 않았다. 더욱이 몽골 가족들에게 자신의 달라진 모습을 보여주는 것에 가장 큰 걱정을 하고 있었다.

질문 Question

1. 대상자의 잦은 감정 변화와 우울감을 고려할 때, 어떻게 하면 대상자를 목표설정과 치료계획 과정에 참여시킬 수 있을까요?
2. 대상자의 주요 문제점에 대해 쓰세요.
3. 사회 복귀를 위해 대상자가 의수를 착용하여 수행해야 하는 작업은 무엇인가요?
4. 한국의 중고기업에서 발생한 사고라는 것을 고려해 볼 때, 대상자가 수술을 받고 재활치료를 하며, 의수를 처방 받는데 적용될 수 있는 보험은 무엇이 있을까요? 그 외에 가능한 재원 마련은 무엇이 있을까요?
5. 대상자가 한국에서 치료를 받는 동안 문화적 차이로 인해 발생할 수 있는 문제점은 무엇이며, 이를 치료계획에 적용시키기 위한 노력에는 무엇이 필요할까요?
6. 대상자의 최종 치료 목표를 세워보세요.
7. 대상자에게 팀 접근 방법의 치료가 필요할까요? 어떤 전문가 팀이 필요한가요? 작업치료사는 이 팀에서 어떤 역할을 주로 하게 될까요?
8. MOHO 이론으로 볼 때, 대상자의 작업의지, 패턴화, 수행역량, 환경의 관점에서 강점과 약점은 무엇인가요?
9. 대상자가 안전에 있어서 주의해야 할 사항은 무엇인가요?
10. 절단부의 피부 관리를 위해 꼭 알아야 하는 관리 및 주의 사항은 무엇인가요?
11. 대상자가 의수를 착용하여 일상생활활동을 훈련할 때 어떤 순서와 과정이 요구되나요?
12. 대상자는 오른손이 우세손이었기 때문에 왼손으로 주된 활동을 훈련하는 것을 힘들어하며, 심리적으로 혼란스러움을 느끼고 있습니다. 이 부분에서 작업치료사는 어떤 제안을 할 수 있을까요?
13. 대상자의 왼손도 화상 후유증으로 인해 섬세한 동작에 어려움을 느끼고 있습니다. 이를 위해 훈련 또는 대안 방법에는 무엇이 있을까요?
14. 대상자가 오른쪽 의수와 왼쪽 손을 이용하여 양손 협응하여 일상생활을 수행하고자 할 때 필요한 동작과 훈련에는 무엇이 있을까요?
15. 옷 입기를 할 때 지퍼와 단추 사용을 어려워합니다. 작업치료사가 제안할 수 있는 방법은 무엇이 있을까요?

16. 대상자가 기존에 다니던 회사에 다시 복귀할 수 있을까요? 복귀하기 위해 필요한 훈련과 준비 과정에는 무엇이 있을까요?

17. 대상자가 일상생활활동을 독립적으로 수행하기 위해 필요한 보조기기에는 무엇이 있을까요?

18. 대상자가 어학원을 계속 다니기 위해 필요한 학습용 보조기기에는 무엇이 있을까요?

19. 대상자가 몽골로 돌아가서 가족들과 함께 살고 한국어 학원을 운영하기 위해 필요한 보조기기와 장비는 무엇이 있을까요?

20. 대상자가 몽골에서 의수를 사용하다가 사후 관리 및 서비스가 필요할 때 해결할 수 있는 방법에는 무엇이 있을까요?

21. 대상자가 의수를 잘 사용하기 위해 필요한 근골격계 훈련에는 어떤 것이 있을까요?

22. 화상 후유증으로 관절가동범위에 제한이 발생한 왼손의 사용을 위해 필요한 훈련에는 어떤 것이 있을까요?

23. 대상자는 절단부의 환상통과 환상사지, 부종을 호소하고 있습니다. 어떤 치료 프로그램을 적용할 수 있을까요?

24. 대상자의 의수 말단장치는 후크입니다. 이 후크를 잘 사용하기 위해 필요한 훈련 프로그램에는 무엇이 있을까요? 또 어떤 근골격계 훈련이 요구되나요?

25. 재활치료를 받고 있는 대상자의 잦은 감정 변화와 우울증을 완화시키기 위해 작업치료사가 접근할 수 있는 치료 프로그램은 무엇이 있을까요?

26. 몽골에서 장애인에 대한 인식은 어떠한가요? 장애인을 위한 법과 제도는 마련되어 있나요? 이러한 요소들이 대상자의 몽골 적응에 어떤 영향을 미칠까요?

27. 한국의 제도권에서 볼 때 대상자가 재활병원에서 퇴원 후 받을 수 있는 지지와 지원 제도는 무엇이 있을까요?

28. 사회 복귀를 위해 대상자에게 제공되어야 할 운동 및 외래 치료(재활, 심리, 피부 관리 등) 프로그램에는 무엇이 있을까요?

29. 대상자가 필요한 정보를 쉽게 찾고 알아 볼 수 있는 방법에는 무엇이 있을까요? 웹사이트 또는 어플리케이션, 소셜네트워크 서비스, 카페 동호회 등 제공해 줄 수 있는 정보는 무엇이 있을까요?

30. 대상자는 한국 생활보다 몽골에서 가족들과 생활하는 것에 대해 더 많은 걱정과 두려움을 갖고 있습니다. 이를 개선하기 위해 대상자와 그의 가족에게 제공해 줄 수 있는 정보와 치료 프로그램에는 무엇이 있을까요?

MEMO

사 례 5

다음의 사례를 읽고 아래 문항에 적합한 답을 생각해 보시오.

- 성별 / 나이 / 이름 : 여 / 83세 / 허혜숙
- 진단명 : 양쪽 무릎관절치환술(Right Total Knee Replacement)

| 시나리오 |

대상자는 양쪽 무릎관절치환술을 진단받은 83세 여성이다. 대상자는 현재병력으로 고혈압이 있었으며 현재 91세 남편과 함께 살고 있다. 대상자는 양쪽 무릎통증과 이동성감소 때문에 무릎관절치환술을 받았다. 8월 1일에 오른쪽 무릎을 수술 받았으며 15일후에 왼쪽 무릎 수술을 받은 상황이다. 수술 전 시간이 다소 걸리지만 가사활동과 자조활동은 독립적이었다. 이동기술은 독립적이었다. 대상자는 통증 때문에 통증을 가진 상황에서 자조 및 식사 및 세탁 등의 IADL 활동을 힘겹게 하고 있다. 또한 일상생활에 도움을 받을 수 있는 보조도구(reacher, a hand-held shower hose 등)에 대한 사용 기회는 없었고 따라서 일상생활에 매우 불편을 느끼고 있었다.

현재 특별한 일은 없지만 되도록 매일 종교생활을 위해 성당에 나가는 것이 주된 일과이다. 성당은 그동안 남편이 운전해주는 차를 타고 나갔지만 최근 고령으로 인한 인지저하를 걱정하여 자녀들이 운전을 하지 못하게 하는 상황에 두 부부가 걸어서 성당에 다녀야만 한다. 무릎관절염이 심한 상황에서 성당에 나가는 일이 줄어들 수밖에 없어 우울하다.

대상자는 자녀 4명을 두고 있다. 모두 결혼을 하여 한시간 거리의 대도시에 살고 있으며 현재 91세된 남편과 둘이 생활하고 있다. 전원생활이기 때문에 큰 마당이 있고, 작게 농사를 지을 텃밭이 있다. 남편은 매우 건강한 편이라 마당을 관리해야 하는 일은 하고 있다. 하지만 여자일이라고 생각하는 식사준비나 세탁 등의 가정살림은 전혀 도움을 받지 못하고 있다. 매주 자녀들이 번갈아 장을 봐다 드리고 있고, 남편이 인터넷으로 장보는 프로그램을 배우고자 하지만 이해력이 떨어지며 기억도 잘 못한다. 집안구조는 아파트식이며, 입식생활을 하고 침대를 사용하기 때문에 큰 어려움은 없다.

대상자는 153cm이고 팔다리 근력이 약하며, 걷기에는 어려움이 없지만 다리에 힘이 없어 마당에 작은 돌에 걸려 넘어지기를 2번 경험하고 이로 인하여 오른쪽 발목관절과 손목관절의

골절로 인해 수술을 받았었다. 때문에 다리 근력을 강화하기 위한 저항운동이 가능한 실내 자전거를 구입하였으나 그리 운동을 규칙적으로 하지는 않는다. 또한 지팡이와 실버카를 구입하였지만 이러한 보조도구사용에 대해 거부감이 있다. 과거 허리통증이 심해 54세에 spondylolisthesis진단을 받고 척수를 고정하는 수술을 받고 지냈으나 현재 수술후 허리통증이 심해 잠도 잘 못 이룬다. 다리 근력강화와 복부비만을 줄이고자 노력하여야 하지만 그 동안 차를 이용한 이동으로 특별히 운동을 하지는 않고 있다. 다만 운전을 하지 않는 남편 때문에 퇴원후 걸어서 성당을 다니거나 장을 보는 것이 어려운 점이 걱정거리이다.

현재 퇴원후에 집으로 돌아가는 것을 매우 원하고 있다. 하지만 재활치료는 외래로 다니시기는 어려운 상황이다. 따라서 약 1주일 남은 기간 동안 PT, OT를 의뢰받은 상태이다.

| 작업치료평가 |

평가 시 할머니는 협력적이었다. 백내장수술을 한 경험이 있고, 청력은 보청기를 사용하지 않아 두 번씩 묻는 질문이 많았다. 협응에는 문제가 없지만 상지근력 또한 나이에 비해 약간 저하된 상태이다. 50대 초반부터 심한 허리통증으로 수술한 후 일상생활에 큰 어려움없이 지냈지만 이번에 수술하며 장기간 누워있어야 하는 침상상태 때문에 허리통증이 더 증가된 상태이다.

새로 수술한 왼쪽 무릎과 장기간 누워있는 참상상태 때문에 허리에 통증이 더 증가된 상태이다. 진통제를 복용하는데 하루 최대복용량을 먹는다. 왼쪽 다리에 부종이 심하여 고통을 호소한다. 오른쪽 무릎은 부종은 없으나 열이 나서 붉으며, 왼쪽 절개된 부분은 드레싱이 되어 있는데 5일후 봉합실을 뽑을 예정이다.

OT의 이동성 평가는 물리치료사와 함께하였다. 대상자는 병원에서 전동침대를 사용하기 때문에 침대의 상체를 올려 편하게 앉은 자세로 바꿀 수 있다. 하지만 침대의 윗부분을 완전히 평형하게 눕힌 상태에서 앉은 자세에서 누운 자세로, 또한 누운 자세에서 앉는 자세로는 도움이 필요로 한다. 오른쪽 다리에 체중부하가 가능하며, 현재는 오른쪽 다리에 힘을 많이 주어 걷고 있다. 보행기까지 걸어 나올 때는 침대나 서랍장을 의지하여 걸어 나온다. 침상에서 관절운동치료기(CPM : Continuous passive motion)를 하루 20분 실시하고 있는 이외에 다른 활동이 없이 주로 누워있다. 현재 CPM은 110도 까지 실시하며 매일 10도씩 올려 무릎관절 굽힘이 90도 이상 되는 것을 목표로 하고 있다. 화장실을 다니는 것이 유일한 이동이며, 화장실까지 보행기를 이용하는데 변기로의 이동은 안전을 위해 약간의 신체적 도움이 필요한 정도이다. 특히 바지를 내리고 올릴 때는 요실금으로 인한 실수를 예방하기 위해 빨리 내려드리는 약간의 도움을 간병인이 제공하고 있다. 화장실 사용 후 침대로 돌아왔을 때는 매우 힘들어한다. 아직 왼쪽다리를 침대로 옮길 때는 다리의 힘이 부족하여 끈을 이용해 다리를 들어 침대에 올린다. 아직 상처 때문에 샤워 평가는 시도하지 않지만 어려움이 예상된다.

대상자는 치료에 적극적으로 참여하기를 원하는데 "빨리 나아서 집에 가서 예전과 같이 생활하고 싶어요" 라고 한다. 대상자의 작업치료의 단기목표는 스스로 샤워와 옷 입기이며, 스스로 허리통증 관리하기와 두 손으로 가벼운 상차림 정도를 운반할 수 있는 것이다.

질 문 Question

1. 대상자의 문제점을 쓰시오.
2. 대상자의 강점을 무엇인지 쓰시오. 그동안 대상자에게 골절수술과 허리수술에 대한 방식이나 방법에 대한 정보를 알아보시오.
3. 작업치료사의 목표는 무엇인가?
4. 작업치료사가 세운 목표 중에서 기대하기 어려운 점은 무엇인가?
5. 치료중에 작업치료사가 제공할수 있는 보조도구들은 무엇일까?
6. 단순 작업치료와 ADL 훈련이라는 수가를 의사에게 의뢰받았다. 이 시간 동안 시행할 수 있는 작업치료 치료계획을 쓰시오.
7. 만일 대상자가 초기 평가 후 퇴원이 얼마 남지 않았기 때문에 작업치료를 5일 정도 받는다고 해서 좋아질 것이 없어 작업치료를 거부한다고 한다면 이러한 경우 환자를 설득할 수 있는 작업치료에 대한 설명은 무엇일가?
8. 대상자에게 발생할 수 있는 몇 가지 안전 문제는 무엇인가?
9. 위험을 줄이기 위해 물리치료사와 어떻게 함께 일 할 수 있을까?
10. 무릎관절치환술의 예방책은 무엇인가?
11. 어떻게 ADL을 준비해야 하나?
12. 달성하기 어렵게 보여지는 활동들은 무엇인가?
13. 어떻게 ADL을 최대한 독립적으로 적용할 것인가?
14. 전자레인지를 사용하여 간단한 스낵을 준비하는 활동은 어떤 능력을 향상시킬 수 있을까?
15. 간식준비의 어떤 부분이 대상자에게 가장 어려울까?
16. 아무것도 하지 않는 병실생활 때문에 지루함을 느꼈다. 어떤 여가활동을 제공할 것인가?
17. 운전을 하지 않는 남편에 대한 작업치료적 관점에서 관심을 두어야 할 부분은 무엇인가?
18. 유일한 사회참여의 기회가 성당에 가는 것인데 이에 대해 어떤 계획을 세울 수 있을까?
19. 독립성을 최대화하기 위해 어떤 종류의 보조도구가 필요한가?

20. 퇴원전에 확인해 볼 가정의 물리적 환경은 어떤 것이 있을까? 거기에 대한 대안은?

21. Neuromusculoskeletal 상태를 해결하기 위해 OT의 영역 내에서 무엇을 할 것인가?

22. 침대에서 많이 누워있는 기간동안 대상자에게 어떤 영향이 있다고 생각하나?

23. 남편이 운전을 그만둔 것에 대해 대상자의 이동과 기능의 감소에 대하여 심리적으로 도움이 되는 방법은 무엇인가?

24. 회복을 증진시키기 위해 어떤 종류의 설명을 해야 하나?

25. 운동에 적극적이지 않는 생활습관에 대해 가족들에게 어떻게 설득해야 할까?

26. 활기찬 가정생활과 종교생활을 위해 가족들을 어떻게 해야 하나?

27. 스스로 운전을 포기한 남편의 운전 그만두기에 대한 결정은 적정할까? 작업치료사는 어떠한 점을 조언할 수 있을 것인가?

28. 퇴원후에도 지팡이나 실버카 사용에 대해 부정적인 대상자에게 어떤 설득이 필요할까?

29. 물리치료사는 언덕이 포함된 20분 정도 거리의 성당에 나가고 싶어하는 대상자의 욕구를 들은 바가 없다. 물리치료사에게 이러한 점에 대해 상의할 일은 무엇일까?

30. 당신은 ADL 치료를 시작하기 위해 8시 30분에 대상자의 병실로 갔다. 7시에 진통제를 먹지 못했기 때문에 9시 정도까지는 운동을 할 수가 없다고 한다. 당신은 다른 ADL 치료들로 바쁘고 그를 위해 나중에 치료 스케쥴을 잡을 수도 없다. 당신은 어떻게 하겠는가?

31. 어제한 간식 만들기를 오래 서서한 이유 때문에 다리가 더 붓고 아프다고 불평했다. 어떻게 설명할 것인가?

32. 당신은 다리 통증에 대해 누구에게 말할 것인가?

33. 정기적인 외래치료가 어려운 대상자의 퇴원계획은 무엇인가?

34. 퇴원전 가족과 검토해야 할 것은 무엇인가?

35. 퇴원을 하지 않고 재활치료를 계속하고 싶다고 한다면 뭐라고 설명할 것인가?

36. 퇴원이 필요하다고 느낄 기능 수준은 어느 정도인가?

37. 대상자를 위한 home program을 적으시오.

MEMO

사 례 6

다음의 사례를 읽고 아래 문항에 적합한 답을 생각해 보시오.

- 성별 / 나이 / 이름 : 남 / 71세 / 백정복
- 진단명 : Left Above Knee Amputation

| 시나리오 |

대상자는 만 71세 남자이고 당뇨병 합병증으로 오른쪽 무릎위 절단을 진단받았다. 대상자는 40세때 당뇨병 진단받아 15년전에 무릎아래 절단을 한 상태이고 최근에 오른쪽 무릎위 절단을 진단받았으나 치료와 수술을 미루고 있던 차에 술을 먹고 잠을 자던 중에 불을 켜지 않고 화장실에 가다가 균형을 잡지 못하고 바닥에 널부러져 있는 끈에 걸려넘어져서 입원을 하였고 절단수술을 받은 후 현재는 재활병원으로 옮겨져 와 있는 상태이다. 재활병원에 머무는 동안 1단계 천골 욕창이 발생한 상태이다. 현재는 당뇨, 우울증, 고혈압약을 복용 중에 있으나 집에서 혼자 지냈을 때에는 빼먹기 일수다.

대상자는 젊었을 때 서울에서 운수업 사업을 크게 하다가 사업이 망한 뒤로 알콜중독과 과격행동 등을 일삼았다. 와이프와 10년전 이혼하였으며 슬하에 아들 2명과 딸 1명이 있으나 현재는 딸하고만 가끔씩 연락하는 상태이다. 일년전 딸의 설득으로 노인장기요양보험 인정평가를 받았고 당시 55점을 받아 4등급으로 가사활동 도움을 일주일에 1번 받고 있는 상태이다. 입원하던 날도 전날 밤 넘어져 자고 있는 것을 일주일에 2번 방문하는 가사활동도우미가 발견하였고 딸에게 연락하여 입원하게 되었다. 대상자는 이혼 이후 고향집으로 돌아와 혼자 머물고 있으며 무릎아래 절단을 한 상태에서 사용할 휠체어와 목발이 집에 비치되어 있으나 이동을 위해 거의 사용하지 않고 매일 시간을 가리지 않고 술과 담배를 즐기고 주로 텔레비전을 보며 외부 활동을 거의 하지 않는다. 가사활동 도움을 받고 있지만 집안 위생상태와 정리상태는 매우 불량하고 식사는 간단한 요기거리와 술을 주로 먹는다. 15년전 절단수술을 하고 퇴원하면서 구축예방을 위한 교육과 자세를 배웠지만 스스로 지키지 않아 골반과 무릎 굽힘 구축이 된 상태로 입원하였다.

퇴원 전에 작업치료사와 사회복사들이 집의 상태를 평가하여 home modification을 하고 community로의 참여를 끌어내고 싶으나 대상자는 딸 이외에 본인 집에 외부인이 오는 것을

완강히 거절하고 있는 상태이다.

대상자는 재활병원 입원한 초기, BADL 수행을 독립적으로 할 수 있지만 자발적으로 참여하려는 의지가 없어 보였다. 병원에서 나오는 식사 조차도 관심이 없어 보였고, 빨리 퇴원해서 집으로 가고 싶다는 말을 자주 하였다. 병원안에서는 휠체어로 병원안과 입원실 안을 돌아다니곤 하였다. 스스로 배뇨 및 배변 조절을 할 수 있으나 뒤처리 부분은 위생적이지 않아서 딸이 걱정하는 모습이었다.

15년전 무릎아래 절단을 한 이후로 운전을 그만두었고 15평짜리 작은 아파트 1층에 살고 있고 지역주민들과의 교류는 전혀 없으며 한 달에 한두 번 목발을 짚고 담배나 술과 간단한 요기거리를 사러 외부러 나오는 것이 외출의 다이다. 청소나 정리는 거의 하지 않아 집안에서는 냄새가 많이 났고 음식물찌꺼기 처리는 안 되어 있고 여러 가지 물건들이 너저분하게 바닥에 펼쳐져 있다. 일주일에 한 번 오는 가사활동 도움을 통해 집정리나 걸레질, 설거지들이 되는 상황이다. 그 외에도 전기료, 세금, 가스비 등을 제때 내지 않아 서비스제공 중단 경고장들이 문에 붙어 있다. 재활병원에 있는 동안 간호, PT, OT, 영양사 서비스를 받고 있는데 2주후 퇴원을 할 예정이어서 작업치료사는 퇴원후 치료계획 등을 고심하고 있다.

| 작업치료평가 |

평가를 하는 동안 대상자는 불만이 가득차 보였고 대답을 잘하지 않았다. 지속적인 알콜섭취와 노화로 인하여 인지기능이 5년전 작업치료실을 내원하였을때와 비교하여 많이 떨어져 있는 상태였다. MMSE 결과 17점을 받았다. 대상자는 오른쪽 무릎 위 절단 이후 절단부위를 만질때마다 통증을 호소하였다. 대상자의 상지능력은 정상범위에 있었다. MMT는 G-/G- 받았고 섬세동작은 둔감하고 어눌하지만 일상생활을 하는데 문제는 없어 보였다. 의료진들에 의하여 욕창관리를 받고 있고 작업치료사에 의하여 욕창관련 교육을 받고 있다. 절단부위는 거의 다 아물었고 간호사가 하루에 두세 번씩 상처관리를 해주고 있다. 부종이 약간 남아 있는 상태이다. 대상자는 침상에 누워서 옆에 bar를 잡고 몸을 일으켜 앉을 수 있고 누워있는 동안 좌우로 구를 수 있지만 입원 전에 비하여 이동시 피로감이 높아졌다고 보고하였다. 하지 옷을 입고 벗을 때 시간이 오래 걸리고 절단부위 관리교육을 받고는 있으나 관심이 없어 보이고 대상자는 작업치료를 받는 동안 무표정으로 일관했다. 입원해 있는 동안에도 기분이 안 좋다며 일주일에 한두 번씩은 치료를 거부하는 모습이었다. 대상자는 현재 절단부위의 통증이 없어졌으면 좋겠고 무릎아래 절단때에는 집에서 목발을 가끔 쓰거나 왼발로 한발뛰기로 이동을 했었는데 이번 수술로 무릎위 절단을 하면서 이동시 목발을 항상 써야 하는 게 영 성가시고 간단히 음식준비를 하곤했던 것을 할 수 있을지 혼자서 씻을 수 있을지 걱정을 하는 모습이었다.

질 문 Question

1. 대상자의 Problem List를 쓰시오.
2. 대상자의 작업치료 Long term Goal은 무엇이 가능할지 쓰시오.
3. 대상자의 작업치료 Short term Goal은 무엇이 가능할지 쓰시오.
4. 대상자가 그의 목표를 성취하는데 있어 활용될 수 있는 강점은 어떤 것이 있는가?
5. 대상자가 그의 목표를 성취하는데 있어 방해물은 어떤 것이 있는가?
6. 대상자의 치료계획에 대해 자세하게 기간과 빈도를 포함하여 작성하여라.
7. 대상자의 욕창 예방을 위해 알려줘야 할 정보들을 작성하여라.
8. 대상자가 독립적으로 식사준비를 할 수 있을 때 까지 얼마의 시간이 걸릴 것으로 기대하는가?
9. home modification을 위해 작업치료사가 1차적으로 해야 하는 일은 무엇이 있을까?
10. 퇴원후 대상자가 집에서 생활하기 불편하지 않도록 어떤 종류의 home modification이 되어야 할까?
10. 지역사회 참여를 증진하기 위해 해야 할 일은 무엇일까?
11. 위생관리와 건강관리 등을 할 수 있게 하기 위해 작업치료사가 해야 할 일은 무엇일까?
12. 대상자가 퇴원후 가장 걱정하는 식사 준비 등을 어떻게 제안해 줄 수 있을까?
13. 퇴원후 대상자에게 도움이 될 만한 보조도구들에는 어떤 것이 있을까? 작업 영역별로 나누어 나열해 보시오.
14. 대상자의 골반관절 구축은 어떻게 대처할 것인가?
15. 대상자의 상하지 근력 향상 및 유지를 위해 어떤 활동을 추천하는가?
16. 대상자는 집에서 꾸준히 섭취해야 하는 약복용에 문제가 있다. 어떤 제안을 할 수 있을까?
17. 우울증을 극복하고 자존감을 향상시키기 위한 방법은 무엇이 있을까?
18. 대상자와 그 가족들이 상담이 더 필요하다면 누가 상담을 잘할 수 있을 것이며 이를 위한 작업치료사의 노력은 무엇인가?

19. 어떤 영역의 주제가 대상자와 그의 가족들에게 교육이 필요하다고 생각이 드는가?

20. 대상자는 재활병원을 퇴원하면 작업치료를 종결하고 싶어한다. 대상자가 입원기간 동안 향상된 기능들을 유지하기 위해서는 어떻게 해야 하는가?

21. 대상자가 퇴원하기전에 안전에 관련하여 어떠한 교육을 해야 하는가?

22. 노인장기요양보험 인정평가란 무엇이고 등급은 어떻게 나뉘게 되는지와 4등급을 받은 대상자는 평가 당시 어느 정도의 기능상태였을지를 기술하시오.

MEMO

사 례 7

다음의 사례를 읽고 아래 문항에 적합한 답을 생각해 보시오.

- 성별 / 나이 / 이름 : 여 / 50대 후반 / 지영임
- 진단명 : Rt. hand Carpal Tunnel Syndrome

| 시나리오 |

대상자는 양측에 손목터널증후군을 앓고 있는 50대 후반의 여성이다.

대상자는 지방의 중소도시에 있는 시장에서 한복 제작 및 옷을 수선하는 일을 30년째 하고 있다.

대상자는 수년 전부터 손목의 통증과 손끝의 저림감이 있었지만 단지 일을 많이 해서 나타나는 증상으로 생각하고 통증이 심할 때면 잠시 쉬었다가 일하기를 반복하였다. 최근 들어 잠을 잘때나 쉴때도 양측손의 저림감이 심해지고 간혹 마비된 것 같은 느낌이 들었다. 또한 손끝 감각이 무디어져 물건을 쥐어도 쥔 것 같지 않고 눈으로 보지 않고는 물건의 모양을 구별하기 어렵게 되었으며 들고 있는 물체를 자주 떨어트리게 되었다. 대상자는 증상이 심해짐에 따라 가까운 동네 정형외과 의원에서 진료를 받았다. 대상자는 진통 소염제를 처방받고 손목사용을 자제할 것을 권고 받았다.

그럼에도 대상자는 오랜 단골들의 요청과 주변 옷가게에서 들어오는 수선일이 많았기 때문에 일을 멈출 수는 없었다. 한동안 약을 먹고 집안일을 줄여보니 그럭저럭 일을 유지할 수 있게 되었다. 그러던 중 대상자의 딸이 출산을 하여 손주를 돌보게 되었다. 맞벌이를 하는 딸을 위해 아침 저녁으로 손주를 돌보는 일을 하다보니 오른손의 통증이 더욱 심해 졌고 지역내 대형 병원에서 진료를 보게 되었다. 대형병원의 전문의는 증상이 심한 오른손의 수술을 권고하였다. 대상자는 수술 전 처방에 따라 작업치료실에서 실시하는 손기능 검사와 신경과에서 근전도 검사를 받았다. 대상자는 수술 후 재활의학과로 전과 되어 외래를 통해 작업치료실에 내원하게 되었다.

대상자는 슬하에 딸 하나가 있으며 딸은 결혼하여 아이를 낳은지 얼마 되지 않았다. 남편은 아파트 경비를 하고 있어서 출퇴근시간이 정해져 있지 않고 야간 근무가 잦으며 평소에 집안일을 거의 돕지 않는다. 대상자가 일하는 수선집은 재래시장의 수선집 골목에 있으며 매월

임대료를 지불해야 하고, 몇몇 한복점에서 정기적으로 일감을 넘겨받고 있다.

대상자는 오전에 딸의 집으로 가서 손주를 돌보고 어린이집에 보낸 뒤 점심쯤 출근하여 저녁시간까지 수선일을 한다. 쉬는 시간은 따로 정해져 있지 않으며 일감에 따라 쉬고 일하기를 반복하지만, 거의 쉬지 않고 일을 빨리 끝내려고 하는 편이다. 퇴근 후에는 집으로 돌아와 밀린 가사일을 하고 가족의 음식을 준비한다.

대상자는 종교는 따로 없다. 남편은 가정적이고 부인이나 자녀를 아끼나 가부장적인 문화에 길들여져 집안일을 돕거나 하는 것에는 익숙하지가 않다. 대상자가 아픈 후에는 집안일을 도우려고 하지만 익숙하지 않아 어려움을 호소한다.

대상자는 현재의 상태에도 불구하고 자신의 역할을 빠짐없이 모두 수행하고 싶어 한다.

| 작업치료평가 |

대상자는 인지, 지각, 시각, 청각에 아무런 결함이 없다. 대상자의 우세손은 오른손이며 오른손의 정중신경 분포를 따라 가벼운 촉각과 깊은 압박, 냉/온, 날카로움/무딘 감각에 결함이 확인된다. Jebsen Hand Function Test를 시행한 결과 Fine-motor coordination의 어려움을 보인다. 두점 구별 감각에서도 정상에 못미치는 결과를 보여준다. 오른손의 장악력 또한 2.5kg으로 장악력 저하를 보인다. 오른편의 어깨 관절에서 관절가동 범위에 제한이 관찰된다. 오른쪽 손목의 수술한 부위에 약간의 통증이 있는데, 일상적인 활동을 할 때에도 통증을 느끼고 있다.

일상생활 영역에서는 이동(transfer)및 기능적인 이동(Functional mobility)은 독립적으로 수행하며 자조활동은 왼손으로 주로 수행하고 있으며 양손이 필요한 활동에는 어려움이 있다.

손톱깎기, 속옷(브레지어) 입고 벗기, 신발끈 메기 등의 활동에 어려움을 호소한다. 자조활동에 일부 어려움이 있으나 다른 사람의 도움을 받지는 않는다. 간단한 식사 준비는 가능하나 칼질하기나 작업이 복잡한 음식(예, 김치담그기)은 어렵다. 대상자는 아이나 남편에게 맛있는 음식을 해주지 못하는 것에 대해 상심하고 있다.

대상자의 목표는 손의 기능을 회복하고 통증이 줄어들기를 원하며, 한 달 이내에 옷 입기, 목욕, 대상자 스스로 씻기, 그리고 대상자의 가족과 집을 돌보며, 수선일을 조금이나마 다시 시작하는 것이다.

질 문 Question

1. 대상자의 장 단기 목표를 설정한다면 무엇입니까?
2. 대상자의 회복에서 생각할 수 있는 사회적, 물리적 장애물은 무엇입니까? 어떻게 조정해야 할까요?
3. 대상자가 다시 일터로 돌아간다면 어떤 부분을 수정해야 할까요?
4. 대상자가 직업에 복귀하기 위해서 필요한 기능은 어떤 것들일까요?
5. 대상자의 일상생활동작 치료에서 다루어 져야 하는 부분은 무엇일까요?
6. 대상자가 회복할 때까지 어려워할 집안일에는 무엇이 있습니까?
7. 수선일을 하는 대상자의 직업을 활동분석 하시오.
8. 2주 이내에 대상자가 요리를 하기 위해서 수정이 필요한 일들은 무엇입니까?
9. 이 질환의 특수검사(Special test)로 가장 적절한 것은 무엇인가?
10. 손목터널증후군은 어느 신경을 포함하고 있으며, 이 신경은 어떤 움직임과 감각에 분포해있습니까?
11. 대상자의 손목터널증후군이 대상자의 직업 때문에 발생했다면, 당신은 대상자가 일터에서 적용할 수 있는 어떤 수정과 적응을 제안하겠습니까?
12. 대상자에게 적절한 보조기는 무엇입니까?
13. 작업치료실에서 preperatory method로 어떤 치료활동을 제공하겠습니까?
14. 오른손의 감각 손상에 주의해야 할 것들은 무엇입니까?
15. 장기간의 통증과 비사용으로 인한 어깨의 움직임 제한은 어떻게 다루겠습니까?
16. 대상자는 회복에 대한 의지는 있으나 손목터널증후군이 정확히 무엇이고, 왜 발생하게 됐는지 이해하지 못합니다. 대상자와 그녀의 가족들을 위한 교육을 한다면 어떤 내용을 담겠습니까?
17. 손목터널증후군을 가진 사람이 피해야 할 손과 손목 움직임은 무엇이 있습니까?

MEMO

사 례 8

다음의 사례를 읽고 아래 문항에 적합한 답을 생각해 보시오.

- 성별 / 나이 / 이름 : 여 / 37세 / 민지영
- 진단명 : Left Wrist Flexor Tendon Laceration, Depression

| 시나리오 |

대상자는 자살 시도로 왼쪽 손목 건 열상을 진단받은 37살 여성으로 우울증 진단도 받았다. 대상자는 의사의 지도에 따라 작업치료 외래에 방문하였다.

36살 때 대상자는 아버지가 운영하는 가구점에서 배달 업무를 하던 태환이라는 남자 직원과 생애 처음으로 사랑을 느끼게 되었다. 태환은 대상자에게 매우 친절했고 진실했다. 둘은 쉬는 날이면 대상자가 이전에 해보지 못했던 교외 나들이나 영화보기와 같은 데이트를 하며 행복한 나날을 보냈다. 그리고 결국 결혼까지 약속하게 되었다. 그러나 대상자의 부모님은 종교와 신혼집을 문제로 결혼을 반대했다. 태환의 부모님은 결혼 후 자신들이 사는 지역으로 둘의 신혼집을 마련하길 원했으나 대상자의 아버지는 그것을 용납하지 않았다. 또한 대상자의 부모님은 독실한 기독교였고 태환의 종교는 불교였다. 처음에 태환은 대상자와 결혼하기 위해서 대상자에게 기독교로 개종하기로 약속했었으나 태환의 부모님의 반대에 부딪쳐 그렇게 하지 못했다. 그리고 태환의 부모님도 대상자에게 마찬가지로 불교로 개종하지 않으면 결혼은 할 수 없다고 못 박았다. 대상자는 남자친구, 부모님, 종교를 잃는 것만 같아 불안하고 미칠 것 같았다. 대상자는 이러한 생각들로 끝없는 슬픔을 느꼈고 바로 앞에 보이던 공업용 커터칼로 자신의 왼쪽 손목을 여러 번 그어 버렸다. 집에 돌아온 대상자의 아버지가 피를 흘리며 쓰러져 있던 대상자를 발견하고 119에 전화하였고, 대상자는 응급실로 실려 갔다. 대상자는 왼쪽 손기능을 보존하기 위해서 힘줄 재건술을 받았다. 대상자는 그 후 일주일 간 입원해 있었고 이후 3일은 같은 병원 정신과에 입원했었다.

대상자는 외동딸로 아버지가 운영하는 가구점에서 경리일을 맡고 있었다. 본래 대상자는 위로 언니가 있었으나 유년시절 교통사고로 잃고 말았다. 그 이후 대상자의 부모님은 대상자를 더 아끼고 보살피게 되었으며 하나 남은 딸마저 잃을까 항상 노심초사했다. 대상자는 고등학교를 졸업한 후 그림그리기를 좋아해서 디자인 전공으로 대학을 진학하길 원했지만 대상자

의 부모님들은 타지로 혼자 대상자를 차마 보낼 수 없었다. 대상자는 부모의 떠나지 말라는 애원에도 불구하고 대학을 고집하자 아버지는 학비나 생활비 등의 경제적 지원을 절대 해줄 수 없다고 협박하여 대상자를 고향에 남게 했다.

대상자는 수술 후 입원 동안 Dorsal blocking splint를 24시간 내내 하고 있었다. 대상자의 수술 의사의 처방에 따라 정신과 수간호사는 대상자의 담당간호사에게 손 수술 후에 매 시간마다 수행해야 하는 손가락 수동 운동프로그램을 하도록 교육시켰다. 그 프로그램은 상처를 보호하면서 움직임을 증진시키기 위한 passive flexion과 스플린트 착용한 채 움직이는 active extension의 동작이 포함되어 있다. 대상자는 담당간호사가 운동을 유도할 때만 가끔 따라했고 이외는 전혀 움직이려 하지 않았다.

대상자는 퇴원한 이후로, 한 주에 두번 외래로 정신과 의사를 보기로 예정되어 있었다. 오늘은 대상자의 첫 번째 상담이었다. 수술 후 2주가 되었을 때 봉합사를 제거하였고 현재는 2주 반이 지난 상태이다. 대상자는 3일 이후에 다시 정신과 의사를 만나기로 예정되어 있다.

| 작업치료평가 |

대상자의 감각능력이나 지각능력은 정상이었다. 그러나 평가자의 질문에 마치 대답할 힘이 없는 것처럼 느리고 희미한 목소리로 대답했다. 대상자는 지남력이 정상이고 지난 일을 잘 기억하여 대답했지만, 즉각적인 회상과 작업 기억에는 약간의 어려움을 보였다. 이것은 집중하는 시간이 짧고 대화에 집중하지 못해서 발생된 문제 같았다. 대상자의 우세손은 오른손이였기 때문에 양손을 사용해야 하는 일을 제외하고 대부분의 활동은 독립적으로 수행 가능했다. 대상자의 전반적 신체 평가에서는 힘줄 열상과 관련된 것 이외에 다른 신체적 제한은 없었다. 대상자의 active finger extension의 범위는 다음과 같았다. : MCP 40°, PIP -30°, DIP full. 그리고 passive finger flexion의 범위는 다음과 같았다. : MCP 50°, PIP 50°, DIP 30°. 대상자는 모든 손가락에 약간의 부종이 있고 피부는 약하고 윤택이 났다. 대상자는 이러한 움직임 제한이 있음에도 불구하고 splint 착용에 불편한 게 없고 손가락의 모든 움직임이 잘 된다고 말했다.

대상자는 한손으로 혼자 모든 일을 할 수 있다고 하였다. 이전에 하던 일 중에서 현재 하지 않는 일은 요리, 청소인데 할 수 없기보다 하기 싫어서 하지 않고 있다고 말했다. 대상자는 두 손으로 하는 활동들을 모두 피하고 있었고, 이외 활동들은 오른손으로 천천히 수행한다고 말했다.

대상자는 왼쪽 손을 다시 정상적으로 사용하고 싶다고 말했다. 그래서 치료를 꾸준히 받을 것이라고 말했지만 의지는 없어 보였다. 대상자의 정서는 평가 내내 우울한 상태처럼 보였다. 대상자의 다음 작업치료 일정은 대상자가 의사를 방문한 후에 정하기로 하였다.

질 문 Question

1. 힘줄 재건술에 대한 재활치료 계획을 세우기 전에 의사로부터 확인 받아야 할 사항은 무엇입니까?
2. 대상자의 주요한 문제점은 무엇입니까?
3. 대상자의 강점은 무엇이고 치료에 그것을 어떻게 사용할 것입니까?
4. 대상자의 작업치료 Long-term Goal은 무엇으로 정할 것입니까?
5. 대상자의 작업치료 Short-term Goal은 무엇으로 정할 것입니까?
6. splint 착용한 동시에 active wrist flexion exercise를 의사가 처방한다면 당신은 어떠한 치료 계획(조치)을 세울 수 있습니까?
7. 힘줄 재건술 부위의 회복 전 손상을 방지하기 위해서 금지해야 하는 자세와 동작이 있다면 무엇입니까?
8. 힘줄 재건술 부위의 손상을 방지하는 구체적인 예방책을 제시해 보세요.
9. 만약 대상자가 그 예방책을 따르지 않는다면 어떤 일이 생깁니까?
10. 대상자가 운동 프로토콜을 따르지 않는다면 발생할 수 있는 다른 문제는 무엇이 있습니까?
11. 당신은 어떻게 대상자가 예방책을 따르도록 만들 것입니까?
12. 직업복귀를 위해서 현재 고려해야 할 사항은 무엇입니까?
13. 만약 대상자가 지금 직장으로 복귀하면, 대상자를 위해서 어떤 보조도구가 필요합니까?
14. 대상자에게 dorsal blocking splint를 관리하는 법을 설명해보세요.
15. 현재 대상자는 근력 운동이 필요하다고 생각합니까? 그 이유는 무엇입니까?
16. 대상자를 위한 가정 운동 프로그램을 쓰시오.
17. 상처 관리와 관련된 치료 기법을 설명하시오.
18. 부종 관리와 관련된 치료 기법을 설명하시오.
19. ROM 운동을 어떻게 수행해야 하는지 시범을 보이면서 설명해 보세요.
20. 감소된 집중력과 작업기억 능력을 위한 치료를 손 치료와 병행할 수 있는 방법을 제안해 보

세요.

21. 이 상처가 대상자와 부모님의 관계에 어떠한 영향을 끼쳤습니까?
22. 부모님과의 관계가 대상자의 손회복에 어떠한 영향을 끼치겠습니까?
23. 이 상처가 대상자와 약혼자의 관계에 어떠한 영향을 끼치겠습니까?
24. 당신은 외래 작업치료에서 대상자의 우울을 다루는 것이 적절하다고 생각하십니까? 이유는 무엇입니까?
25. 한 번은 대상자의 아버지가 대상자의 작업치료 시간에 동행했습니다. 그는 일어나서 왜 대상자가 직장으로 복귀하는 것이 허락되지 않는지를 본인에게 설명해달라고 요구합니다. 당신은 어떻게 할 것입니까?
26. 당신은 대상자의 상처와 회복 과정에 대해 대상자의 가족을 어떻게 교육시킬 것입니까?
27. 의사가 splint 착용 동안 대상자에게 active finger flexion을 허락했다면, 당신의 계획과 목표가 어떻게 변화합니까?
28. 대상자는 대상자의 가정 프로그램과 운동 프로그램에 협조적이지 않습니다. 그 이유는 무엇일까요?
29. 대상자가 가정에서 하는 운동프로그램을 잘 참여하도록 하기 위해 당신은 어떻게 도와주겠습니까?
30. 대상자의 회복은 정체기 상태입니다. 치료 종결에 대해 언급하니, 대상자는 더 운동하겠다고 말하면서 치료를 더 지속할 것을 요구했습니다. 당신은 그것에 대해서 어떤 반응을 보일 것인가?

MEMO

사 례 9

다음의 사례를 읽고 아래 문항에 적합한 답을 생각해 보시오.

- 성별 / 나이 / 이름 : 여 / 45세 / 유○○
- 진단명 : Right 2~5번째 Digit Amputation

| 시나리오 |

대상자는 45세 단독주택에 사는 여자로 공업용 절단기에 압박사고로 인해 오른손 2-5 손가락의 절단을 했다. 대상자의 2,3번째 손가락은 PIP관절에서 절단되었고 4번째는 기절골(Proximal Phalanx)의 끝에서 절단되었다. 5번째 손가락의 경우 MCP 관절 바로 위에서 절단되었다. 대상자는 사고 이전에는 특이한 의학적인 문제는 없었다. 대상자는 출판회사에서 행정관리 업무를 주로 하였는데 사고 당시에는 출판회사 공장에서 잠시 절단일을 거들다가 발생하였다. 대상자는 그 때의 일을 정확하게 기억해내지는 못했지만 그 사고로 손가락 4개를 잃게 되었다.

대상자는 사고이전에는 생활에 어려움은 없었다. 대상자는 평소 성격이 활달하고 새로운 일을 하는 것을 좋아했다. 야간에는 보건직 관련 자격증 취득과 학사학위 취득을 위해 학점은행제 공부를 하고 있었다. 다른 제한점은 없었다. 대상자는 남편, 중학생 딸과 아들이랑 개인주택에서 살고 있다. 대상자는 요리하는 것을 좋아했으며 평소에는 활동들을 많이 하여 바쁘다고 하였다. 대상자는 매주 소프트볼을 했고 그 팀의 공동리더를 맡고 있다.

대상자는 사고 후에 4회의 수술을 했었다. 손 수술 후 재활치료가 필요했다. 사고후 2주반이 지났을때 대상자는 현재 '손가락이 예전처럼 사용할 수 있었으면 좋겠다'라고 말하고 있다. 대상자는 작업치료를 빨리 시작하고 싶어 하였고 좋은 치료 결과가 나오기를 기대했다. 대상자는 다음 주에 수부외과의에 진료를 예약하였고 그의 치료목표는 '아무 일이 없었던 것처럼' 손을 다시 사용할 수 있게 되는 것이다.

| 작업치료평가 |

대상자는 작업치료평가에서 인지, 지각, 시각, 청각에 문제가 없었지만, 잠자려고 누워있으면 자신의 절단되어 없어진 '모든 손가락들이 다 붙어있고 주먹이 쥐어져서 펴지지 않는 것

같은 느낌'이 들어서 힘들다고 보고했다. 대상자는 이 감각이 손의 자쪽(Ulnar)으로 갈수록 점점 강해지고 있다고 보고했다. 대상자는 절단부 끝에서 과민감각 때문에 괴롭다고 하였다. 대상자는 손 전체에 살균된 드레싱을 하였으며, 현재는 예전의 자기 피부같지 않고, 딱딱한 가죽같은 느낌이 든다고 하였다. 대상자는 오른손잡이였다.

대상자는 부종과 홍반이 손 전체에 있으며, 특히 손바닥 쪽이 더 심하다. 엄지손가락은 부종때문에 ROM의 제한이 있었고 맞섬(Opposition)이 잘 안되었다. 2번째 손가락은 Lateral Pinch만 가능하며 4번째 손가락은 MCP관절에 굽힘(flexion)만이 약 5°-8° 가능했고, 폄(extension)은 할 수 없었고 벌림(abduction)은 아주 미세하게 보였다.

대상자는 4번째 손가락에 탈피증이 보였고, 2,3번째 손가락의 피부회복 부위는 빨갛고 약해졌다. 그녀가 2번째 손가락을 움직일 때 피부가 저리는 느낌이 든다고 보고 했다. 대상자는 평가도중 얼굴을 찡그리며 몇 차례 힘들어 했다.

대상자는 사고로 인한 다른 신체 기능 문제는 없다. 대상자의 보행은 독립적이며 자기신변 과제는 오래 걸리고 힘들어했지만 도움없이 수행했다. "나는 운동복 바지와 티셔츠를 입어요. 이것이 내가 혼자 입을 수 있는 옷이니까요".라고 말했다. 대상자는 신기 쉬운 슬립온 샌달을 신는다. 대상자는 평소 오른손잡이로 왼손으로 젓가락질을 할 수 없어서 식사활동에 어려움이 있다고 보고했다. 남편이나 자녀들이 반찬을 잘라주면 왼손으로 숟가락을 사용하여 먹고 있다. 대상자는 가족의 도움이 고맙기는 하지만 남에게 신세지는 것이 싫다고 했다. 심적으로 부담스럽다는 것이다. 대상자는 또한 글쓰기를 할 수 없어서 걱정이 된다고 했다. 특히 쓰기는 공부하는데 중요한데 만약 할 수 없다면 자격증이나 학위취득을 할 수 없을 거라며 근심하였다. 대상자는 되도록 자신의 손을 다시 사용하고 싶다고 했으며 작업치료를 빨리 시작하고 싶어하였으며, 동기부여가 잘 되어 있었다.

질 문 Question

1. 대상자의 Problem list를 작성하시오.
2. 대상자의 강점은?
3. 작업치료의 short-term goal과 long-term goal을 세우시오.
4. 대상자가 목표달성을 위해 어떻게 그의 강점을 사용할까?
5. 대상자의 치료계획을 수립하시오. 치료의 빈도와 기간도 정하세요.
6. 대상자의 치료시 주의할 점은 무엇인가?
7. 대상자에 대한 주의사항은 무엇인가?
8. 치료를 할 때 주의할 안전 문제는?
9. 대상자가 목욕하기와 옷 입기를 쉽게 수행할 수 있도록 추천해줄 방법은?
10. 대상자는 직업복귀를 위해서는 단추달린 작업복과 바지를 혼자 입어야 한다고 말했다. 옷을 혼자 입을 수 있는 방법을 어떻게 알려줄 것인가?
11. 현재는 남편이 모든 요리와 집안일을 다 해주고 있다. 그러나 대상자는 남편이 나중에 자신을 부담스럽게 생각하거나 원망할까봐 염려가 된다고 말했다. 이럴때는 어떻게 반응해야 할까?
12. 대상자의 레져활동은 소프트볼게임이다. 사고는 대상자의 레져에 어떤 영향을 줄까? 대상자가 이 레져를 계속 수행할 수 있도록 어떻게 해야 할까?
13. 사고는 대상자의 직업 역할에 어떤 영향을 줄까?
14. 사고는 대상자의 학생 역할에 어떤 영향을 줬는가?
15. 대상자가 사고전의 다양한 역할로 어떻게 복귀할 수 있게 할까?
16. 대상자가 자기관리, 일, 레져의 역할을 되찾기 위해 어떤 보조도구가 필요한가? 이 보조도구의 비용이나 복지지원혜택은 어떻게 될까?
17. 대상자의 감각문제들에 대한 치료계획은 어떨까?
18. 대상자의 손 부종을 어떻게 치료해 줄까?
19. 작업치료 세션에서 운동치료의 종류와 계획을 근거중심으로 서술하시오.

20. 대상자가 가정에서 할 수 있는 운동계획을 구체적으로 수립하시오(종류, 빈도). 대상자의 치료에서 PAM은 어떤 역할을 하는가? 누가 이것을 담당할까?

21. 대상자는 절단사고 이후에 심리적으로 어떤 어려움을 겪고 있는가?

22. 사고는 자녀들과 남편에게 어떤 영향을 줄까?

23. 대상자의 절단 후에 어떤 교육들을 해줘야 할까?

24. 대상자가 절단부위를 관리하는 방법과 교육방법을 설명하시오.

25. 드레싱 관리방법에 대한 교육방법을 설명하시오.

26. 가족이 재활과정에서의 역할은 무엇인가? 그 이유도 설명하시오.

27. 대상자가 작업치료시간에 치료를 받기 위해 드레싱을 제거하였는데 두 번째 손가락에 피가 약간 나고 있었다. 어떻게 해야 할까?

28. 대상자는 환상통 때문에 고통스럽다고 했다. 대상자의 손가락이 없는 그 부위가 주먹을 쥐고 오그라져 있으며 타는 듯한 느낌이 들 때도 있다고 설명했다. 어떤 치료가 대상자에게 도움이 될까?

29. 대상자의 5번째 MCP관절의 Ulnar쪽에 신경종의 통증이 심해졌다. 어떤 치료기법을 사용할 것인가?

30. 대상자의 부종이 줄어들고 이제 2번째와 3번째 손가락을 구부릴 수 있다. 대상자는 글쓰기 연습을 시작하고 싶어 한다. 이 활동을 중재하기 전에 해야 할 목표는 무엇인가?

31. 당신이 대상자의 손을 마사지해줄 때 딱지들이 떨어지기 시작한다면 어떻게 해야 하는가?

32. 대상자의 2번째 3번째 손가락의 MCP 굽힘이 45도까지 향상되었다. 폄은 약간만 가능했다. 대상자에게 그 이유를 어떻게 설명할 것인가?

33. 대상자는 운전을 다시 시작하고 싶다고 말했다. 대상자는 자가용을 가지고 있다. 작업치료사는 대상자가 운전을 다시 할 수 있도록 어떻게 도와줄 수 있을까?

34. 퇴원 후 외래 작업치료에서 할 작업치료 프로그램을 설명하시오.

35. 대상자의 작업치료 종결을 할 시간을 언제 알 수 있는가? 상세히 쓰시오.

MEMO

사 례 10

다음의 사례를 읽고 아래 문항에 적합한 답을 생각해 보시오.

- 성별 / 나이 / 이름 : 남 / 40세 / 박순하
- 진단명 : 양측 건염

| 시나리오 |

대상자는 40살 남성이다. 대상자는 양측 힘줄염, 구체적으로 팔꿈치의 가쪽위관절융기염을 진단받았다. 대상자에게는 특별한 과거 병력이나 문제가 없었고 재활의학과 전문의는 대상자에게 외래 작업치료를 받을 것을 권했다. 대상자는 대형 물류센터에서 일하고 있었고 지난 4개월 동안 팔꿈치의 통증이 점점 심해지는 것을 느꼈었다. 대상자는 건염이 발생한 것에 대해 매우 짜증났으나 누구에게도 내색하진 않았다. 대상자는 스스로 성실한 직원이라고 자부했기 때문에 힘줄염으로 인한 업무의 지장에는 짜증나기도 하였다.

가정 내에서는 힘줄염으로 인해 특별한 문제가 없었지만, 현재 직장에서의 업무를 얼마나 오래 지속할 수 있을지에 대해선 걱정이 되었다. 대상자는 팔꿈치 통증 때문에 가장 좋아하는 운동도 그만두었다. 밤새 팔꿈치에 얼음을 대고 있었지만 증상이 완화되진 않았다.

대상자는 물류센터에서 10년 넘게 일을 하였다. 약 일 년 전부터 무거운 택배를 많이 날랐는데 그때부터 팔꿈치의 불편함을 느꼈었다. 대상자는 "무거운 택배를 많이 들어올리기 위해 운동을 해야겠다고 생각했어요." 라고 말했다. 하지만 근력운동을 하고, 약을 먹었는데도 여전히 통증이 심해졌다.

대상자는 택배를 차에 실을 때 가장 큰 통증이 발생한다고 하였다. 대상자는 컨베이어 벨트에서 전달되는 많은 택배를 최대한 빨리 차에 실어야 한다고 했다. 대상자는 한 번에 대략 15~20kg 정도의 택배를 들어 올리고, 하루에 최대 1,500~2,000kg 정도를 들어 올린다. 그리고 택배를 차에 싣기 전 배송지 확인을 위해 배송 목록이 적혀 있는 종이를 부채꼴로 쫙 펴야 한다. 종이를 부채꼴로 펴는 동작은 앞팔의 엎침과 뒤침을 반복해야 하는 작업이었다.

대상자의 통증은 오른쪽 팔에서 심하게 나타났고, 현재 왼쪽 팔도 오른쪽 팔만큼 통증이 나타난다고 하였다. 통증으로 인해 한 번씩 잠에서 깨며, 특히 택배량이 많았던 날 저녁에는 잠을 이루기 힘들다고 하였다. 또한 일이 있는 평일이 아닌 주말에도 통증이 발생하기도 한다

고 하였다.

대상자는 가장으로서 각종 전자제품 수리, 차 정비를 맡고 있다. 대상자와 그의 가족은 교외에 위치한 큰 집에서 살고 있다. 대상자의 아내는 집에 머물며 모든 집안 살림과 아이 양육을 책임지고 있다. 대상자는 그의 아들과 공놀이를 할 때도 통증을 호소했다.

| 작업치료평가 |

대상자는 작업치료 평가를 받았는데 그 결과, 인지, 지각, 시각, 청각, 감각에는 큰 문제가 없는 것으로 나타났다. 손목 폄과 뒤침에서 통증이 있었지만 양측 상지의 능동적 관절가동범위에는 제한이 없었다. 통증에도 불구하고, 근력 또한 정상이었다. 대상자의 우세손은 오른손으로 측정되었고 협응, 부종, 피부 변화에 대해 아무런 문제가 없었다.

대상자는 자기관리와 업무는 독립적인 수행이 가능하였다. 대상자는 통증으로 인해 조퇴를 원한 적이 있지만 힘줄염 때문에 업무에 지장이 생긴 경우는 없었다. 이전과 다름없이 대상자는 운전도 계속했고 평소 일과를 수행함에 있어 어떠한 무력감을 경험하지도 않았다. 대상자는 치료를 통해 통증을 제거하길 원했다. 따라서 대상자는 작업치료를 진행하는 것에 동의했다. 대상자는 "통증이 지긋지긋하다"라고 말했다.

질 문 Question

1. 대상자의 문제점은 무엇인가?
2. 대상자의 강점은 무엇인가?
3. 대상자의 단기 치료목표와 장기 치료목표는 무엇으로 세울 수 있을 것인가?
4. 치료목표를 달성하기 위해 대상자의 강점을 어떻게 활용할 수 있을 것인가?
5. 대상자의 치료계획을 빈도와 기간을 포함하여 작성하시오.
6. 대상자가 왜 작업치료를 받아야 하는가? 치료계획은 무엇이며, 왜 치료가 필요한지, 2주 뒤에 달성할 수 있는 것은 어떤 것들이 있을지에 대해 서술하시오.
7. 대상자가 통증을 완화하기 위해 취해야 할 예방책은 어떤 것들이 있는가?
8. 대상자가 힘줄염이 악화되는 것을 막기 위해서 취해야 할 예방책은 어떤 것들이 있는가?
9. 대상자가 직장을 그만두는 것 외에, 업무를 수행함에 있어 힘줄염을 덜 악화시킬 수 있는 방법은 어떤 것들이 있는가?
10. 대상자는 주 3회를 체육관에서 운동하기를 지속하길 원한다. 어떤 조언을 해줄 수 있는가?
11. 힘줄염의 치료를 위해 일터와 업무를 어떻게 수정할 수 있는가?
12. 대상자의 힘줄염을 치료하기 위해 어떤 물리적 치료요법을 사용할 것입니까? 그 이유와 누가 그것들을 사용할 것인가?
13. 외래 치료 동안 대상자에게 추천할 치료 프로그램의 유형에 대해 구체적으로 설명하시오.
14. 대상자가 따라할 가정 프로그램에 대해 작성하시오. 효과적인 가정 프로그램을 위해 필요한 정보들을 포함하여 작성하시오.
15. 대상자가 힘줄염을 앓고 나서 왜 짜증냈다고 생각하는가?
16. 힘줄염과 관련하여 대상자가 가질 수 있는 다른 감정들은 무엇이 있는가?
17. 이 치료가 성공적으로 끝나는 것이 대상자에게 심리적으로 왜 중요한가?
18. 만약 힘줄염이 계속되면 대상자에게 어떤 영향을 끼치겠는가?
19. 대상자의 성공적인 치료를 위해 환자 및 가족에게 교육할 내용은 무엇이 있는가?

20. 치료 프로그램의 일환으로 대상자의 역할에 대해 교육하는 것이 왜 중요한가?

21. 대상자는 치료 프로그램 1주 후 통증이 완화되었다고 보고했고 좋은 진전을 보였다. 대상자의 회사에서는 대상자의 진전에 따라 치료 횟수를 줄이길 원하고 있다. 이 상황에서 어떻게 해야 할지 설명하시오.

22. 대상자의 부인은 대상자가 이제 작업치료 말고 물리치료를 받아야 한다고 생각하고, 대상자도 역시 물리치료를 받았으면 좋겠다고 말한다. 이 상황에서 어떻게 말해야 하는가?

23. 대상자는 가정 프로그램에 대해 "최대한 노력은 하겠는데, 잘 지키지는 못할 것 같다"라고 대답한다. 당신은 뭐라고 대답할 것인가?

24. 대상자는 가정 프로그램을 얼마나 오래 지속해야만 하는지 묻는다. 당신의 대답은?

25. 대상자는 직장 상사에게 힘줄염에 관해 비밀로 하려고 하고 있다고 말했다. 대상자는 이것이 좋은 생각이냐고 묻는다. 당신은 무엇이라고 대답할 것인가? 그리고 그 이유는 무엇인가?

26. 만약 대상자가 현재 직장을 계속 다닌다면 작업치료를 얼마나 받아야 할 것이라 생각하는가?

27. 만약 대상자가 통증은 아직 있지만 이전보다 덜 심하다고 한다면, 통증을 제거하기 위해 무엇을 추천해줄 수 있는가?

MEMO

사 례 11

다음의 사례를 읽고 아래 문항에 적합한 답을 생각해 보시오.

- 성별 / 나이 / 이름 : 남 / 86세 / 김창호
- 진단명 : Right Fractured Radius and Ulna, 6 Weeks Post-Injury

| 시나리오 |

86세인 대상자는 혼자 살고 있다. 대상자는 집 화장실에서 넘어져 오른쪽 노뼈와 자뼈원위부에 골절이 발생되었다. 낙상 직후 이웃을 불러 응급실에 갔다. X-ray 결과 단순골절로 골절부위를 안정화시키기 위한 수술은 필요하지 않았으나 팔꿈치를 굽힌 상태로 전체 팔에 캐스트로 고정하게 되었다. 대상자는 인슐린비의존형당뇨병, 울혈성심부전증, 백내장, 알코올사용장애(알코올 중독) 병력이 있다. 왼쪽 눈의 백내장은 몇년 전에 사라졌지만 오른쪽 눈에는 황반변성이 남아있는 상태이다.

대상자는 아파트 1층에서 혼자 살고 있다. 아내가 있으며, 다른 가족은 없다. 아내와 함께 살고 있었으나 현재 아내는 치매로 인해 요양시설에서 지내고 있다. 낙상 전에는 혼자 독립적으로 살아왔으며 운전은 하지 않는다. 날씨에 상관없이 매일 걷는 것을 좋아하며, 식료품을 사기위해 근처의 마트를 간다. 격주로 자원봉사자들이 대형마트에 대상자를 데려다 준다. 대상자는 애완견 한 마리를 기르고 있는데, 가족처럼 지내고 있다.

대상자는 아내를 돌보아 줄 수 없었고, 자주 보러 가지 못한다는 것에 대해 죄책감을 느끼고 있다. 요양시설은 걸어서 가기에는 먼 곳에 있고, 시설로 가는 대중교통도 없어 요양시설에 가는 것은 자원봉사자에게 의존하고 있다.

대상자는 독립적인 성격으로, 남에게 도움을 요청하는 것을 싫어하고 다른 사람들의 도움을 받아들이는 것을 힘들어한다. 대상자는 가정간호와 작업치료사를 찾고 있으며, 우측 상지 캐스트가 제거된 지 얼마 되지 않았다.

| 작업치료평가 |

약을 챙겨먹는 것을 잊어버릴 정도의 감소된 기억력을 제외하고는 인지에는 문제가 없다. 상당한 지각결핍도 가지고 있지 않다. 안경을 착용하고 있으며, 백내장으로 오른쪽 시력이 좋

지 않다. 손의 감각 저하로 날카로운 것/뭉툭한 것을 구분하기 어렵고, 오른손, 특히 손가락의 저림과 쑤심을 호소하고 있다.

왼쪽 상지 근력은 4(G)로 중증도의 저항과 함께 중력에 대항하여 완전한 관절가동범위를 움직일 수 있다. 오른쪽 상지 어깨의 움직임은 4(G)이지만, 팔꿈치와 손은 3+(F+)로 약간의 저항과 함께 중력에 대해서 완전한 관절가동범위를 움직이고, 손목은 3−(F−)로 중력에 대항하여 유용한 관절가동범위의 50% 이상으로 움직인다. 손목과 손가락의 부종이 있으며 손목을 움직일 때 통증을 호소한다. 팔꿈치의 AROM은 폄 시 −25°이며 손목은 20° 굽힘, 20° 폄이 가능하다. 손가락은 full ROM의 1/3이 감소되어 있다. 오른쪽 상지를 사용할 때 미세운동과 민첩성을 요하는 과제 수행 시 제한을 보이지만 왼쪽 상지를 사용할 때는 문제가 없다. 왼쪽 팔꿈치의 감소된 AROM으로 대동작 협응에는 중등도의 손상이 있지만, 오른쪽은 정상범위에 속한다. 낙상 전 우세손은 오른손이다.

이동(transfer)에서는 독립적이다. 샤워할 때 중간 정도의 도움을, 상하의를 입고 벗을 때 최소한의 도움을 필요로 한다. 신발 끈을 묶을 수 없으며 바지 지퍼와 셔츠의 단추를 잠글 때 최소한의 도움을 필요로 한다. 지팡이로 보행하고 있다. 골절 전에는 오른손으로 지팡이를 잡았다. 식사준비, 청소, 빨래를 포함한 집안일에서 많은 어려움을 느끼고 있다. 스스로 무언가를 하는 것에 두려움을 느끼고 있지만 다른 사람의 도움도 구하지 않으며, 이웃이 도움을 제안해도 받지 않는다.

대상자는 작업치료를 받기를 기대하고 있다. 골절 전처럼 손을 다시 사용하기를 원한다고 말하였다.

질 문 Question

1. 대상자의 goal을 세우기 위해 problem list를 작성하고 우선순위를 매겨라.
2. 대상자가 목표를 이루는데 어떤 것들이 장애물로 작용할 수 있는가?
3. 식사준비 문제를 해결하기 위한 long-term goal과 short-term goal을 적으시오.
4. 대상자의 상지의 기능적인 상태를 해결하기 위한 long-term goal과 short-term goal을 적으시오.
5. 대상자의 골절문제를 해결하기 위해서 어떤 FOR을 사용할 수 있는가?
   goal을 달성하기 위해 어떤 기능적이고, 목적있는 활동을 적용할 수 있는가?
6. 치료를 진행할 때 대상자가 어떠한 안전문제를 알아야 하며 어떻게 설명할 것인가?
7. 대상자가 작업수행영역을 수행할 때에 결함요인이 될 수 있는 것은 무엇이며, 평가에는 특별히 언급된 것은 없지만, 대상자가 어려움을 가질 수도 있을 것이라고 추측되는 영역은 무엇인가?
8. 목욕시의 어려움을 어떻게 해결할 것인가?
9. 요리할 때의 어려움을 어떻게 해결할 것인가?
10. 옷입기의 어려움을 어떻게 해결할 것인가?
11. 대상자가 목욕하고 옷을 입을 때 어떤 보조도구가 필요하다고 생각되는가?
    보조도구 구입비용은 어느 정도인가?
12. 세탁물이 담긴 바구니를 세탁기까지 이동시키고, 세탁물을 세탁기에 넣고, 세탁물을 빨래건조대에 널 때 어떤 보조도구가 필요한가?
13. 전기요금 때문에 집안의 전구를 전력량이 적은 전구를 사용하다 보니 조명이 밝지 못하다. 이로 인해 낙상의 위험이 커지고 있는데 이를 해결할 방법은 무엇인가?
14. 대상자를 위한 home exercise program을 구성해보라.
15. 대상자의 AROM과 그의 오른쪽 손목과 팔꿈치의 힘을 강화시키기 위한 어떤 기능적인 활동을 할 수 있는가?
16. 감소된 손의 민첩성과 미세운동협응을 향상시키기 위한 4가지의 치료적 활동을 적어라. 어떤 것들이 기능적이며 혹은 목적 지향적인가?

17. 위의 활동에 난이도를 조절하라.

18. 감소된 감각을 어떻게 해결할 수 있는가?

19. 추가적인 근력강화 운동기구를 구입하지 않고, 집에 있는 물품으로 운동기구를 대체할 수 있도록 제안해보라.

20. 손과 손목의 부종은 어떻게 해결할 수 있는가?

21. 대상자는 기억력 저하로 약을 복용하는 것과 운동하는 것을 잊어버린다. 안경이나, 열쇠, 지갑 등 평소에 사용하는 물건들을 잘 찾지 못한다.
이 문제를 어떻게 해결할 수 있는가?

22. 대상자는 독립적으로 생활하는 것에 두려움을 갖고 있고 그의 환경이나 일상패턴이 변하는 것을 원하지 않는다. 이 문제는 어떻게 해결할 수 있는가?

23. 대상자를 이해하는데 있어서 도움을 줄 수 있는 사람은 누구인가?
대상자에게 도움을 줄 수 있는 사람들을 어떻게 치료계획에 포함시킬 수 있겠는가?

24. 대상자에게 주안점을 두어 교육해야 할 부분은 무엇인가?

25. 기억력결핍을 해결하기 위한 환자/보호자 교육방법은 어떤 것이 있는가?

26. 작업치료사는 평소처럼 대상자에게 치료적 운동을 실시하였는데, 대상자가 손목의 통증을 호소하였다. 대상자의 손목에 열감이 느껴지고 약간 부어오른 것이 보였다. 이러한 상황에 어떻게 대처해야 하며, 그 이유는 무엇인가?

27. 어떤 유형의 활동이 대상자의 손목의 통증을 더 증가시키는가?

28. 대상자는 치료사에게 시간이 오래 소요되는 요리(1시간 30분)를 만들어 주고 싶어 한다. 작업치료사가 오후에 맡은 환자는 6명이고 대상자가 요리를 한다면 마지막 환자를 치료하는데 늦어버린다. 이 상황을 어떻게 해결할 것인가?

29. 대상자는 손목의 자세 정렬을 위한 치료를 받고 있다. 아침에 일어났을 때 손목의 저림과 쑤심 같은 통증을 호소한다. 통증이 발생된 이유와 이를 해결하기 위한 방법은 무엇인가?

30. 대상자의 몇 가지 치료 목표를 제외하고 모두 성취된 상태이다. 대상자는 여전히 손목과 손가락의 full AROM이 되지 않지만 기능적으로 사용할 수 있다. 그렇다면 대상자에게 외래치료를 권하겠는가?

31. 대상자를 위한 외래치료 프로그램은 어떻게 구성하여야 하는가?

MEMO

Occupational Therapy Case Study Examples

제 2 장 발달적 질환

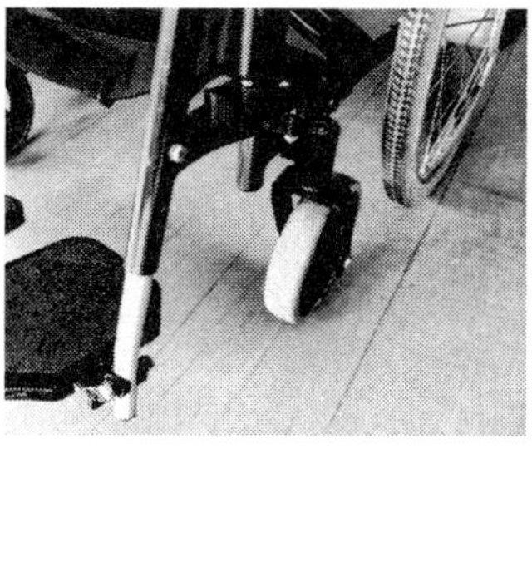

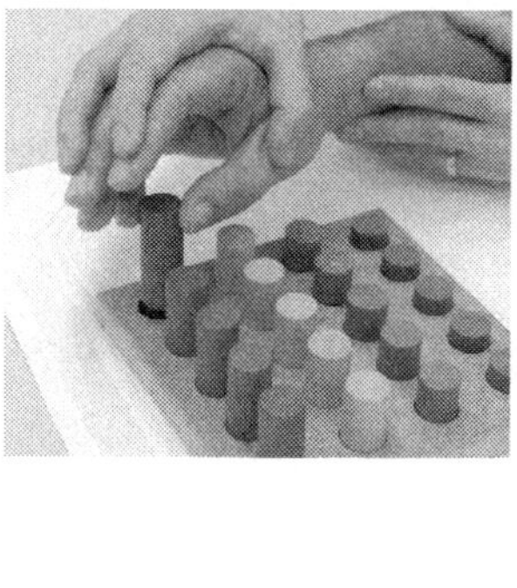

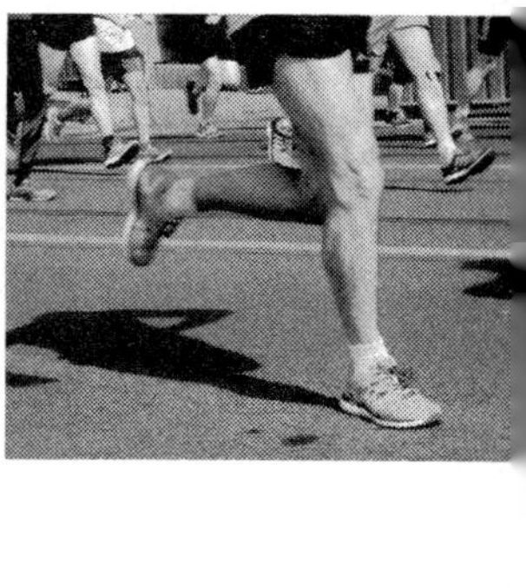

사 례 1

다음의 사례를 읽고 아래 문항에 적합한 답을 생각해 보시오.

- 성별 / 나이 / 이름 : 남 / 8세 / 박민수
- 진단명 : ADHD

| 시나리오 |

대상자는 8세의 남자아이로 초등학교 생활을 한지 8개월이 되었다. 학교 선생님의 꾸준한 권유로 소아정신과를 방문하게 되었고 작업치료평가가 의뢰된 사례이다.

학교에서 대상자는 선생님과 학생들을 방해는 다양한 행동을 보이고 있다. 수업 시간에 자리에 잘 앉아 있지 못하고 엉덩이를 붙였다 뗐다를 반복하고 뒤에 사물함에서 물건 가져오기를 한 교시 안에도 여러 번 반복한다. 하지만 그 물건들은 거의 수업 시간에 불필요한 것들이다. 이런 모습 때문에 선생님은 대상자를 움직이지 못하게 중앙 교탁 바로 앞에 자리를 마련해 두었으나, 번번히 부주의한 행동으로 혼날 일이 더 생기곤 한다. 각 문제 상황마다 대상자에게 지적을 해도 마치 듣고 있지 않는 듯한 느낌에 선생님은 더욱 자괴감에 빠지게 된다. 또한 친구들에게 계속 불필요한 질문과 상황에 맞지 않는 소리들을 자주 내어 주변의 아이들을 방해한다. 쉬는 시간에는 대상자로 인하여 교실은 거의 아수라장이 된다. 책상에 올라가고 가방을 돌리고 한시도 가만히 있지 못한다. 대상자가 제일 좋아하는 시간은 체육시간이다. 재빠르게 움직이는 것을 좋아하다 보니 축구나 공놀이를 좋아하기는 하나 정확하게 차거나 던지는 행동은 미숙하다. 그저 열심히 이리저리 뛰어다니는 모습을 보인다. 또한 체육시간에 차례를 기다려야 하는 게임에서는 먼저 하겠다고 화를 자주 내고 선생님께 야단을 맞고 마음이 상하는 경우가 자주 발생한다.

대상자는 집에서도 결코 다루기 쉬운 아이가 아니다. 태어났을 때부터 까다롭고 예민한 모습을 많이 보여 양육에 꽤 많은 어려움을 겪었다. 작은 소리에도 잘 깨어 깊은 수면을 잘 이루지 못했고 질감이 부드럽지 않으면 먹지 않아 편식이 심한 편이였다. 그로 인해 신체적 성장도 잘 이루어지지 않아 성장 백분위에서 하위 10퍼센트에 속한다. 대상자의 양육이 너무 힘들어 둘째는 계획조차 하지 못했다.

부모는 대상자와 외식을 하거나 조용한 공연장에 가야 한다면 극도로 예민해 진다. 그런

장소에서는 더욱 가만히 있지 못하고 움직이며 소리를 내고 화를 내는 모습에 이제는 거의 외출은 포기한 상태이다.

엄마는 대상자와의 아침 일상 역시 너무 힘이 든다고 말한다. 옷은 항상 헐렁한 내복차림의 옷만을 입으려 한다. 청바지나 카라가 있는 옷은 거부하며 스스로 단추를 끼우거나 지퍼를 끼우는 행동이 미숙하고, 양치질이나 세수하기를 싫어하여 억지로 잡고 대충 씻기는 것이 전부이다. 일상적인 과제를 혼자 잘 수행하지도 못하고 협조적이지도 않기 때문에 매일 매일이 전쟁처럼 느껴진다. 또한 미용실 가서 머리를 자르는 일은 생각만 해도 끔찍하다고 보고하며 항상 지저분한 머리스타일을 하고 있다.

놀이터에서 대상자는 다소 아이러니한 모습을 보인다. 움직임이 굉장히 많아 이리 저리 계속 움직이지만 그네를 타거나 빙글빙들 돌아가는 기구를 타자는 제안에는 거부를 하고, 시도해 보지 않으며 다른 친구들이 정글짐 같은 곳을 열심히 올라갈 때 대상자는 자기 키 높이의 봉만 잡고 몸을 꼼지락 거리는 것이 전부이다.

대상자가 가장 좋아하는 활동은 컴퓨터 게임을 하는 것이다. 게임을 좋아하다 보니 컴퓨터를 다루는 솜씨는 매우 능숙하다. 엄마가 컴퓨터를 못하게 하려고 선을 뽑아 놓거나 해도 어디에 꽂는 것인지 다 알고 연결하여 게임을 하곤 한다.

엄마는 이런 다양한 대상자의 모습에 항상 화가 나고 우울하다. 대상자가 잘못을 할 때마다 소리를 지르고 때로는 때리기도 한다. 대상자의 마음을 알아주기 보다는 엄마의 기분을 호소하는 행동을 먼저 보인다. 대상자의 좋은 행동을 장려하는 의도로 숙제를 하거나 엄마와 약속한 행동을 잘 지켰을 때 비싼 장난감을 자주 사준다. 하지만 금액이 고가이다 보니 어떨 때는 사주고 어떨 때는 안된다고 말하는 경우가 있어 대상자와의 갈등이 더 고조될 때가 있다.

| 작업치료평가 |

소아정신과 전문의와 상담과 심리검사를 마친 후 작업치료평가가 의뢰되었다. 대상자의 심리검사 결과 한국 웩슬러 아동지능검사 결과 IQ 98로 평균 수준에 해당하며, 주의력 검사를 위해 실시한 연속수행검사(Continuous Performance Test)에서는 표준집단과 유의미한 차이를 보여 주의력과 과잉행동에 문제가 있는 것으로 나타났다. 한국 아동 행동 평가 척도(Korea-Child Behavior Checklist) 결과 주의집중 문제, 공격성, 외현화 문제에서 유미한 차이를 보였다. 문장 완성 검사, 가족화 그리기 등으로 알아 본 정서 및 대인관계에서 자기 자신에 대해 불안정감을 느낄 때가 많고, 부모와의 애착은 비교적 안정적이나 현재 엄마에 대한 감정이 불만이 많은 것으로 나타났으며, 또래들과 잘 지내고 싶어 하는 욕구를 가지고 있었다.

작업치료에서는 감각조절과 실행평가, 사회성 평가, 시지각 평가, 캐나다작업수행측정이 이루어졌다.

감각조절은 감각 프로파일(Sensory profile)과 감각 과거력 검사를 통해 알아보았으며, 실행능력은 감각통합 임상관찰과 브루닉스-오세르츠키 운동적합성검사(Bruininks-Oseretsky Test of Motor Proficiency-2)로 평가하였다. 그 결과 촉각, 전정감각의 예민함으로 인한 감각처리에 문제가 발생하였으며, 집중력 부족, 주의산만의 문제도 확연히 차이가 나는 수준이였고, 낮은 지구력과 근긴장도로 활동을 위한 움직임 조절에도 문제가 있는 것으로 나타났다. 그 결과 감정/사회적 반응이 의심되는 수준의 결과를 보였으며, 역치가 낮은 것으로 나타났다. 실행 능력 역시 낮은 지구력과 근긴장도로 인하여 자세를 유지하는 근력과 민첩성이 평균보다 낮음 수준이며, 소근육 조절과 협응 역시 평균보다 낮음의 수준을 보였다.

사회성숙도검사(SMS) 결과 사회지수(SQ)도 88수준으로 또래에 비해 사회성이 다소 부족한 것으로 판단된다.

시지각 검사결과 운동 감소 시지각은 정상범주였으나, 시각 운동 통합 영역은 평균 하 수준으로 나타났다.

캐나다작업수행측정 결과 중요도 평가에서 학교에서 자리에 앉아있기가 1순위, 스스로 옷입기가 2순위, 세수와 양치를 포함한 자기관리가 3순위로 보고 되었으며, 수행도와 만족도 모두 낮은 수준이였다.

이러한 결과를 토대로 대상자는 감각처리와 실행기능 향상을 위한 감각통합치료와 함께 일상적 과제 수행과 학교 기술 수행 향상을 위한 인지행동치료 부모 교육이 실시될 예정이다. 대상자는 놀이감이 많은 감각통합실을 본 후 치료실을 매일 가자고 말할 정도로 치료에 대한 동기는 높은 편이였다.

질 문 Question

1. 대상자가 보이는 주의산만의 문제점을 적으시오.
2. 대상자가 보이는 과잉행동과 충동성의 문제점을 적으시오.
3. 대상자가 보이는 감각처리의 문제점과 문제행동과의 연관성을 적으시오.
4. 대상자의 학교생활에 초점을 맞추어 장기목표와 단기목표를 적으시오.
5. 대상자의 가정생활에 초점을 맞추어 장기목표와 단기목표를 적으시오.
6. 대상자의 감각처리와 실행 향상을 위한 구체적인 목표를 세우고 그것을 이루기 위해 필요한 활동을 5가지 이상 제시하시오.
7. 요즘 ADHD 아동에게 임상에서 널리 사용되고 있는 기계나 소프트웨어를 사용한 방법들을 조사하여 대상자의 증상에 적용할 수 있는 프로그램을 쓰시오.
8. 대상자의 과잉 행동적 모습으로 대상자 집은 부분적으로 부서진 곳이 많다. 이로 인해 대상자 역시 다치는 일도 자주 발생한다. 이런 일을 좀 더 예방할 수 있는 방법에 대해서 제시하시오.
9. 대상자의 감각처리 기능을 돕기 위한 하루 스케줄을 sensory diet를 참고하여 하루 일과표를 만드시오.
10. 대상자의 아침 일상에서 스스로 해야 하는 행동목록을 작성해 본 후 부모가 도와줄 부분과 아동이 스스로 할 수 있는 부분을 나누어 보시오.
    (예 – 양치질하기에서 칫솔을 문지르는 것은 부모의 도움, 양치컵에 물을 받아 뱉는 것은 대상자의 역할)
11. 대상자의 장점을 이용하여 교실에서 할 수 있는 대상자만의 담당 역할이나 행동들을 생각하여 적으시오.
12. 학교에서 대상자가 체육시간에 다른 학생들과 함께 할 수 있는 도움되는 감각활동을 적으시오.
13. 컴퓨터 게임을 활용하여 대상자의 주의력과 학습기능을 향상 시킬 수 있는 방법을 적으시오.
14. 대상자의 수업참여를 돕기 위해 학교에서 보조할 수 있는 장치나 환경을 적으시오.
15. 가정에서 대상자의 독립적 활동을 증가시킬 수 있는 환경적 조정과 추천할 만한 보조도구를 적으시오.

16. 대상자가 미용실에서 머리 손질하는 일이 좀 더 편할 수 있게 도와줄 수 있는 환경이나 보조 도구를 적으시오.

17. 대상자는 책상에 앉아서 과제를 할 때 자세가 구부정하고 바르지 못한 문제도 가지고 있다. 원인으로 추정되는 신경학적 이유를 적고 이와 같은 문제를 해결하기 위해 추천할 만한 활동을 적으시오.

18. 대상자의 주의산만과 과잉행동의 문제로 인하여 발생할 수 있는 또래 관계에서의 정신사회적 문제를 대상자의 입장에서 적으시오.

19. 대상자의 문제행동으로 인해 발생할 수 있는 담당교사의 정신사회적 문제를 적으시오.

20. 대상자의 양육의 어려움으로 인해 발생할 수 있는 부모의 정신사회적 문제를 적으시오.

21. 부모가 대상자를 훈육할 때 주의해야 하는 사항에 대해서 적으시고, 추천할 만한 행동 강화(행동학적인 측면) 방법을 제시하십시오.

22. 부모가 대상자와 함께 즐거움을 목적으로 집 밖에서 할 수 있는 활동에 대해서 적으십시오.

23. 대상자는 우선적으로 감각통합을 바탕으로 한 작업치료를 실시할 것입니다. 감각통합적 목표 달성 후 필요한 다른 작업치료적 개입 방법에 대해서 적으시오.

24. 작업치료 후 대상자에게 필요한 다른 영역의 치료는 어떤 것들이 있는지 치료분야와 함께 이유를 적으시오.

MEMO

사 례 2

다음의 사례를 읽고 아래 문항에 적합한 답을 생각해 보시오.

- 성별 / 나이 / 이름 : 남 / 8세 / 김도준
- 진단명 : Developmental Coordination Disorder

| 시나리오 |

올해 초등학교 2학년(만 8세 1개월)인 대상자는 소아정신과에서 최근 DCD 진단을 받았다. 부모에 따르면, 대상자의 아동기 발달은 조금 느렸지만 정상발달 기간 안에 속하게 자랐다고 한다. 기기는 8개월, 걷기는 14개월에 했다고 한다. 유치원 때 율동 따라하기, 가위질 하기 등이 서툴렀지만 아직 어리고 경험이 없기 때문이라고 생각하고 큰 문제라고 여기지 않으셨다고 한다.

대상자는 초등학교 입학 후 수업시간에 집중하고 글 배우고 읽기 등 잘 따라 했지만 글씨쓰기와 줄넘기하기 과제를 매우 어려워 했다고 한다. 부모는 처음에는 연습양이 적기 때문이라고 생각하고 연습을 시켰지만, 연습의 문제가 아님을 생각하게 되었다고 한다.

최근 교사와의 상담에서 대상자는 친구들에게 관심이 많고 사귀는 것을 좋아하던 모습이었는데, 2학년이 되면서 짜증이 많아지고, 신경질적인 모습을 많이 보인다고 하였다. 특히 아이들과 신체놀이를 할 때에는 움직임이 어설퍼 친구들과 트러블이 생기고 화를 내는 모습이 많이 관찰된다고 하셨다.

이에 대상자의 부모는 소아정신과에서 대상자를 종합평가하게 되었다. 종합평과 결과 대상자는 최근 한주에 두 번 작업치료와 놀이치료를 받고 있다.

| 작업치료평가 |

대상자는 또래와 비슷한 체격으로 안경을 쓰고 있었다. 단정한 모습으로 낯설어 하였지만 금새 치료사의 묻는 말에 대답을 하고 웃으며 적극적으로 참여하는 모습을 보였다. 치료사와 일상대화 즉 친한친구 이름, 학원 얘기 등 곧잘 말하였지만 글씨를 쓰는 과제에서는 시간이 지체되었고, 글씨 크기가 일정하지 않았으며 받침을 빼먹는 모습을 보였다.

운동기능검사에서 대상자는 쉽게 포기하거나 치료사의 도움을 필요로 하는 모습을 보였고, 한숨을 쉬거나 하고 싶지 않다는 등 평가초기와는 다른 모습을 보였다.

종합평가 결과 지능검사는 110으로 평균수준으로 나왔으며, 사회성숙도 검사 SQ 105를 보여 인지기능 및 적응행동에는 문제가 없었다.

Subtest / Composite	Age Equiv.	Descriptive Categories
Fine Motor Precision	9.0-9.2	평균
Fine Motor Integration	9.0-9.2	평균
Fine Manual Control (미세운동조절)		평균
Manual Dexterity	9.0-9.2	평균
Upper-Limb Coordination	5.4-5.5	평균 이하
Manual Coordination (손/상지 협응)		평균
Bilateral Coordination	5.6-5.7	평균 이하
Balance	5.6-5.7	평균 이하
Body Coordination (신체협응)		평균이하
Running Speed and Agility	9.0-9.2	평균
Strength(Knee Push-up)	5.4-5.5	평균 이하
Strength and Agility (근력과 민첩성)		평균
Total Motor Composite		평균

운동능력검사 BOT2 평과결과 전체 운동기능은 또래 연령과 비교하여 평균수준이며 미세운동조절(Fine Manual Control) 평균, 손/상지 협응(Manual Coordination) 평균, 신체협응(Body Coordination)은 평균이하, 근력과 민첩성(Strength and Agility) 평균이었다.

하위항목 결과를 보면 팔과 손의 협응된 움직임이 요구되는 상지협응에서는 평균 이하(Below Average), 또, 서기, 걷기, 수행 중 자세를 유지하는 운동조절능력인 균형에서는 평균 이하(Below Average)를 나타내었고 전반적으로 복잡한 운동계획 능력 및 상지와 하지의 순서적이면서 자동적인 협응능력이 요구되는 양측협응에서 평균 이하(Below Average), 근력에서 평균 이하(Below Average)를 보였다.

평가 시 아동은 처음에는 평가에 많은 관심을 보이며 적극적으로 참여하였으나 수행이 어려운 과제 수행 시 과제에 집중하는데 어려움을 보이고 신체적 피로를 자주 호소하였다.

시지각 검사인 K-DTVP-2 검사결과 전체 일반적 시지각은 평균, 운동-감소 시지각은 평균이었으나 시각-운동 통합 시지각은 평균 이하로 나왔다.

COPM을 통한 보호자의 주 호소는 글씨쓰기, 줄넘기 활동, 감정조절(쉽게 화를 내고 짜증을 내는 행동) 이었다.

질 문 Question

1. 대상자의 작업치료평가를 통해 알 수 있는 대상자의 문제점은 무엇인가?
2. 대상자의 강점과 약점 리스트를 쓰시오.
3. 대상자의 problem list를 우선순위에 따라 쓰시오.
4. 대상자의 장기목표와 단기목표를 쓰시오.
5. 3번에서 작성한 장단기 목표를 달성하기 위해 사용할 주된 frame of reference는 무엇인가? 선택한 이유는?
6. 대상자의 글씨쓰기 중재를 위하여 더 필요한 검사는 무엇인가?
7. 대상자의 줄넘기 활동 중재를 위하여 더 필요한 검사는 무엇인가?
8. 대상자의 글씨쓰기 중재를 어떻게 할 것인가?
9. 대상자의 줄넘기 활동 중재를 어떻게 할 것인가?
10. 대상자의 감정조절에 영향을 미치는 원인은 무엇인가?
11. 대상자의 또래 관계를 어렵게 하는 주 문제점이 무엇인가? 이를 해결하기 위해 어떤 중재를 할 수 있는가?
12. 보호자에게 대상자가 집에서 활동할 때 도움이 될 수 있는 조언을 어떻게 할 것인가?

MEMO

사 례 3

다음의 사례를 읽고 아래 문항에 적합한 답을 생각해 보시오.

- 성별 / 나이 / 이름 : 남 / 4세 / 신서준
- 진단명 : 자폐스펙트럼장애

| 시나리오 |

대상자는 현재 만 4세 8개월로, 아빠, 엄마, 쌍둥이 동생과 함께 살고 있다. 엄마가 이 아동과 쌍둥이 동생을 임신했을 때 임신중독이 있어 마그네슘 주사를 맞은 적이 있다. 30주 4일에 대상자와 쌍둥이 동생이 태어났고, 두 아이의 출생 당시 몸무게는 0.89kg으로 인큐베이터에 있었다. 인큐베이터에 있는 동안 동생은 특별한 문제가 없었지만, 이 아동은 호흡이 불안정해 산소호흡기 케어가 필요했고, 황달이 잠시 있었다.

쌍둥이 동생은 전형적인 발달을 보이며 성장하는 반면, 대상자는 어렸을 때 전반적으로 운동발달이 늦어 16개월에 걷기 시작하였고, 운동발달 이외에 비전형적 발달이 없는 온순하고 차분한 아이처럼 보였다. 그러나 점점 크면서 쌍둥이 동생이나 또래들과 비교하여 놀이방식이 확연히 달랐다. 부모님은 이 아동이 혼자 노는 것을 좋아하였고, 하나의 놀이방식을 무의미하게 오랜시간 동안 반복(예: 책들을 펼쳐서 나열하고 여러 위치에서 지켜보기)하는 것을 보고 집중력이 꽤 높은 아이라고 생각하였다. 엄마와 함께 놀다가 엄마가 말을 걸면 듣지 못하거나 무시하는 것처럼 보였고, 다른 놀이를 하자고 할 때 크게 화를 내거나 울음을 터뜨렸다.

부모님은 서준이가 단순히 집중력이 높고, 고집스러운 아이인줄 알았지만 점차 다른 아이들과 차이가 확연하여 3세 4개월에 소아정신과를 방문하였고, 그 곳에서 발달검사와 심리검사를 한 뒤 자폐스펙트럼장애 진단을 받았다. 다만, 발달력 상 발화가 없거나 퇴화된 상태가 아니고, 현재 종종 주고 받는 대화가 가능하기 때문에 의사소통 위주의 언어치료와 의미있는 놀이를 습득하고, 상호작용을 촉진하기 위한 놀이치료를 추천받았다. 진단 이래로 지금까지 집 근처의 사설 센터에서 주 2회의 언어치료와 놀이치료를 받고 있다.

요즘 이 아동은 좋아하는 놀이에 집중하더라도 다른 사람이 끼어들면 화를 내지 않고 "하지마세요"라는 말을 하고, 말을 걸면 적절하게 대답을 한다. 또한, 무의미한 놀이만을 반복하지 않고, 장난감의 특징에 맞게 이름을 짓고 장난감을 의인화하여 이야기를 만들며 놀이를 한다. 치료실에서 만난 다른 장애아동의 엄마들은 서준이가 아직도 어린이집에 다니지 않는 것을 안타까워하며 조금이라도 빨리 어린이집에 입학하여 다른 친구들과 함께 생활하면 더 발달이 좋아질 것이라고 조언하였다. 그러나 엄마는 서준이가 성장할수록 동생과 격차가 점점 벌어지기 때문에 치료에 더 집중하여 발달을 촉진하고, 또래 아이들과의 격차를 줄인 뒤 어린이집에 보내는 것을 원한다.

엄마가 생각하기에 이전에 보이지 않던 문제점들이 보이기 시작했는데, 그 문제점들은 목욕하고 세수할 때 몸과 얼굴에 엄마 손이 닿는 것을 "간지러워요"라고 표현하며 싫어하는 것, 새로운 길을 가거나 새로운 장소를 갈 때 두려움이 많아 "어디가세요?"라고 지속적으로 질문을 하는 것, 연필을 쥐고 그림을 그리거나 선을 긋는 활동을 어눌해하고, 좋아하지 않는 것이다. 엄마는 담당 언어치료사에게 이러한 문제들에 대해 상담을 하고, 감각통합치료를 권유받았다. 엄마는 아동의 현재 상태에 대해 궁금하여 감각통합치료실을 방문하였고, 어린이집 입학과 감각통합치료에 대한 조언을 듣길 원하였다.

| 작업치료평가 |

평가를 위해 서준이는 엄마와 함께 치료실로 들어와서 치료사를 인식하지 못하고 서성거리며 자신이 하고 싶은 것을 혼잣말로 중얼거렸다. 엄마와 무리 없이 분리는 되었지만 평가 도중 주변을 두리번거리거나 갑자기 장난감 서랍이나 푹신한 소파로 뛰어가는 행동을 자주 보였다. 덴버 발달평가 상 지연 항목이 많은 의심스런 발달을 보였다. 개인-사회성 영역은 손씻기, 옷벗기, 간단한 옷입기는 가능하였지만 티셔츠 입기는 어려웠다. 소근육-적응 영역은 수직선그리기, 적목8개 쌓기가 가능하였지만, 동그라미는 너무 빠르게 그려 열린 동그라미처럼 그렸다. 언어는 4개 그림지적, 1개 적목세기, 색구별은 가능하였지만, 행동동사 알기, 전치사 알기는 어려웠다. 대근육은 계단오르기, 한발로 1초서기가 가능하였고, 넓이뛰기는 어려웠다. 전반적으로 치료사의 지시를 주의깊게 듣지 않았고, 정확한 방법으로 조심스럽게 수행하지 못하는 것들이 많았다. 활동할 때 전반적으로 몸을 자주 비틀거나 흐느적거리는 모습으로 자세를 유지하는 시간이 짧아 집중력이 더 저하되는 것으로 보였다.

감각프로파일 평가상 section score에서 definite difference는 behavioral outcomes of sensory processing이고, probable difference는 touch processing, modulation of body position & movement, modulation of visual input affecting emotional responses and activity level, emotional/social responses이다. factor score에서 definite difference는 sedentary, fine motor/perceptual이고, probable difference는 emotionally reactive, inattention/distractibility, sensory sensitivity이다. 어머니는 감각프로파일 설문을 하시

면서 어려서는 촉각에 예민함이 많이 보여 무섭거나 거부하는 것이 많았는데, 현재는 많이 좋아진 것 같다고 하셨다.

감각 인터뷰 내용을 살펴보면, 화려한 시각자극을 좋아하고, 부딪히거나 세게 눌러주는 것과 좁은 곳에 들어가는 것을 좋아한다. 그러나 털, 물컹한 재질은 싫어하고, 손에 무언가 묻으면 닦으려고 하며 통증에는 무딘 편이다. 전정감각은 스릴감을 즐기기도 하고, 무서움을 느끼기도 한다. 대체로 말은 빠르지만 발음에는 문제가 없고, 식감에 따른 편식은 없으나 향이 강한 소세지나 표고버섯 요리를 먹지 않는다. 대체로 빠르게 활동하는 편이며, 잠에서 깨어난 이후에 금방 빠르게 움직이며, 수면패턴은 밤에 일정하게 8시간 이상 자고 있다.

일상생활 수행 인터뷰를 살펴보면, 식사하기는 숟가락과 에디슨 젓가락을 사용하며 혼자 밥을 먹는다. 티셔츠 입을 때 머리를 넣어줘야 소매에 팔을 넣는 정도이며, 고무줄 바지 내리기와 올리기는 할 수 있다. ADL 활동판의 단추 조작은 할 수 있지만 옷을 입고 벗을 때는 단추 조작을 수행하지 않고, 택이 붙은 옷과 털이 달린 옷은 싫어하여 입지 않는다. 대소변 문제는 없지만 밤에 종종 이불에 실수를 하여 깜짝 놀라서 일어난다. 특별히 잘 때는 강아지인형(애착인형)이 있어야 잠자리에 들고 일정한 시간에 자고 일어난다. 목욕할 때는 얼굴, 신체에 손이 닿는 것을 간지럽다고 표현하며 싫어하고, 양치는 치약 짠 칫솔을 준비해주면 스스로 하지만, 마무리는 엄마가 도와주며, 잇솔질을 싫어하지 않는다. 표현은 문장으로 하고, 2단계 지시 따르기까지 가능하며, 전반적으로 빠르게 말을 한다.

질 문 Question

1. 대상자의 강점은 무엇입니까?
2. 대상자의 약점은 무엇입니까?
3. 대상자를 위한 장기목표와 단기목표, 치료활동을 계획하십시오.
4. 대상자의 장기목표와 단기목표를 위해 어떤 준거의 틀(Frame of Reference; FOR)을 적용할 것입니까?
5. 대상자에게 Behavioral 준거의 틀을 적용한다면, 티셔츠를 입을 때 어떤 중재전략을 사용할 수 있습니까?
6. 대상자에게 Sensory Integration 준거의 틀을 적용한다면, 촉각방어를 완화하기 위해 어떤 감각환경을 제공할 것입니까? 이 감각환경을 제공하기 위해 어떤 도구를 사용하여 놀이할 수 있습니까?
7. 어머니는 대상자가 감각통합치료를 받길 원합니다. 작업치료평가 결과를 참고하여 감각통합치료가 필요한지를 판단하고, 왜 그렇게 판단하였는지 설명하십시오.
8. 대상자의 행동 중 비전형적인 발달이나 행동을 예로 들어 자폐스펙트럼장애 진단 기준을 설명하십시오.
9. 추가 평가가 필요한 작업영역이 있습니까? 있다면 무엇이고 어떤 평가도구를 선택할 수 있습니까?
10. 어머니에게 "목욕을 위한 전략"을 교육하고자 합니다. 어떤 내용을 교육할 것입니까?
11. 대상자가 치료에 집중할지, 어린이집에 입학할지 판단하고, 어머니를 설득할 수 있도록 설명하십시오. 만약, 어린이집에 입학하는 것을 추천한다면, 장애아 전담 어린이집, 장애아 통합 어린이집, 일반 어린이집 중 추천할 곳을 선택하고, 그 이유를 설명하십시오.
12. 요즘 쌍둥이 동생은 어른들 몰래 대상자를 꼬집거나 때리는데, 대상자 부모님은 그 이유를 궁금해 합니다. 이 행동의 원인을 추론하고, 해결하기 위해 부모님에게 어떤 방법을 안내할 것입니까?
13. 대상자의 소근육 수행 증진을 위한 치료활동을 계획하십시오.

14. 대상자 가족은 주말에 외식을 하고, 종교활동을 합니다. 주말에 부모님과 대상자, 쌍둥이 동생이 함께 할 수 있는 감각식이활동이 있다면 추천하고, 그 이유를 설명하십시오.

15. 어린이집 교사에게 대상자에 대한 정보를 제공하여 대상자가 어린이집에 잘 적응하고, 치료실에서의 치료 내용이 어린이집에서도 연계되고자 합니다. 대상자의 특이사항, 어린이집에서의 보육할 때 도움이 될 내용을 설명하십시오.

MEMO

사 례 4

다음의 사례를 읽고 아래 문항에 적합한 답을 생각해 보시오.

ㅁ 성별 / 나이 / 이름 : 남 / 3세 / 하유진
ㅁ 진단명 : 지적 장애(Intellectual Disabilities), 전반적 발달지연(Global Developmental Delay)

| 시나리오 |

대상자는 통합어린이집에 다니고 있는 3세 10개월 남아이다. 2년째 어린이집에 다니고 있는데 등원 시 운동화에서 실내화로 갈아 신을 때 발뒤꿈치를 잡아주지 않으면 구겨 신고 다니다가 걸려 넘어지는 경우가 빈번하다. 실내화를 제대로 신어도 계단을 오르내릴 때 난간이나 어른의 손을 잡지 않으면 넘어지는 경우가 종종 있어서 외부 이동 시에는 보조교사가 항상 동행한다. 대상자가 조작이 미숙하여 갖고 놀 수 있는 장난감은 제한적인데 그마저도 다른 아이들에게 빼앗기는 경우가 많다. 올해까지만 어린이집에 다니고 내년부터는 새로운 유치원으로 가야 하는데 보다 전문적인 도움이 필요할 것 같아 담임교사는 대상자의 어머니를 만나 어린이집 생활에서의 어려움과 반복해도 습득이 어려운 대상자의 상황에 대해 말씀드리며 치료서비스를 권했다.

대상자는 1남 1녀 중 첫째 아이로, 어머니가 37세 때 제왕절개하여 건강하게 태어났다. 잘 울거나 보챈 적이 없어 순한 편이라고 여겼으나 24개월까지 젖병을 이용해서 먹으려 하여 유아식을 시작하는 데 힘들었다. 18개월까지 걷기 어려워 대상자의 어머니는 병원에 가볼까 했지만 집안 어른들은 늦되게 자라는 것이 집안 내력에 있다며 기다려보라고 했다. 두 돌이 지난 후에 넘어지지 않고 걸을 수 있었고, 두 단어 정도의 표현 언어가 가능했다.

대상자가 세 돌이 될 무렵 여동생이 태어났고, 대상자는 집 근처의 일반어린이집을 다니다가 수업시간의 참여가 어렵고, 화장실 사용이나 밥 먹을 때 도움이 좀 더 필요할 것 같다는 원장님의 권유로 집에서 30분 거리의 통합어린이집으로 전학을 가게 되었다. 대상자의 어머니는 지금의 통합어린이집에서 적응하고 잘 다니고 있다고 생각했는데 다른 치료서비스에 대한 권유를 받게 되어 당황스러웠다. 하지만 곧 유치원 입학을 앞 둔 상황으로 필요하다면 뭐든지 해보자는 생각에서 어린이집에서 추천해준 기관들 중 집에서 제일 가까운 기관으로 방문하였다.

| 작업치료평가 |

대상자는 작은 체구에 피부가 하얗고, 귀여운 인상의 아동이었다. 대상자는 감각통합접근의 세팅으로 이루어진 치료실 내부에 대해 호기심을 보이며 적극적으로 탐색하는 모습을 보였으나 집중을 유지하는 시간은 짧은 편이었다. 대상자는 이름을 부르거나, 음악소리만 나는 것에는 반응이 적었지만, 반짝이는 수술이나 그림은 보자마자 만지려고 했다. 소리 나는 기차 장난감에 대한 반응은 더 컸으며 지속 시간 또한 길었다.

어머니와 함께 대상자와 가족들의 작업 영역에 대한 인터뷰가 먼저 진행되었다. 대상자는 영유아기부터 안정적인 수면 패턴을 보이고, 주로 저녁 9시나 10시에 잠들어서 아침 8시 경에 일어나고 낮잠은 따로 자지 않는다. 30개월까지 엄마와 함께 자다가 동생이 태어난 이후로는 아빠나 할머니와 함께 잔다. 물을 좋아하여 씻기에는 별 어려움은 없으며, 재질에 민감하게 반응하여 니트재질의 옷은 아예 입지 않는다. 자동차 놀이를 좋아하며 활동적인 편이지만 놀이터에서 기구를 사용하여 노는 것이 서툰 편이다. 미끄럼틀을 탄지는 얼마 되지 않았고, 그네는 아직 혼자 타본 적이 없다. 모래놀이 등 손이나 발에 무언가 묻는 활동을 힘들어 했으나 지금도 좋아하지는 않으나 활동에는 참여하는 편이다. 일상생활활동과 관련하여 대부분 신체적 도움을 받고 있으며 양말 벗기나 바지 벗기는 독립적으로 할 수 있다. 밥 먹을 때는 포크를 주로 사용하며, 숟가락을 사용하여 밥이나 국물을 뜰 때는 반 이상 흘린다. 일반컵을 사용할 때는 내용물이 한꺼번에 쏟아져 주로 빨대컵을 사용하고 있다. 양치와 손 씻기는 흉내를 내는 정도라 도움을 받아 수행하고 있다. 또래보다는 어른이나 누나, 형을 더 좋아하며, 동생과는 잘 놀다가도 꼬집거나 때리는 경우가 있었는데 최근에는 빈도수가 줄었다. 주중에는 집근처의 어린이집에 다니고, 주 1회 미술학원을 다니고 있다. 교육 이외의 치료서비스는 이번에 처음이다. 현재 치료실에서 20분 거리의 아파트 1층에서 아빠와, 엄마, 10개월 된 여동생과 함께 살고 있다. 아빠는 해외 출장이 잦은 편이며 엄마는 현재 육아 휴직 중인데 6개월 뒤에 복직할 예정이다. 가족들은 아동의 어려움에 대해 알고는 있지만 정확하게 무엇을 해줘야 할지 몰라 대상자의 일상생활 대부분을 대신해주고 있다.

어머니와의 인터뷰가 끝나고 감각처리 및 운동 관련한 검사를 진행하였다. 대상자는 감각운동 처리 시 움직이는 물체를 지속적으로 따라 보기 어려웠으며, 촉각에 대한 방어 및 구별의 어려움이 있었다. 물건을 다룰 때 적절하게 힘을 주기 어려웠으며 공간 안에서 신체를 적절하게 움직이기 어려워서 걸려 넘어지거나 모서리에 부딪히는 경우가 빈번했다. 또한 박자에 맞추어 손과 발을 움직이거나, 양측 사이의 협응력이 떨어졌다. 근긴장도는 낮은 편으로 검사하는 동안 자세를 유지하기 어려웠으며 바닥에 앉을 때는 주로 다리를 W자 모양으로 앉거나 무릎을 세워서 앉았다. 소근육 운동 시 손목의 움직임이 뻣뻣했으며 손가락의 분리된 움직임이 어려워 기민함이 다소 부족했다. 오른손을 주로 사용하지만 왼손의 사용도 종종 관찰되었다.

질 문 Question

1. 대상자는 누구인가? 그렇게 생각하는 이유는 무엇인가?
2. 대상자에게 중요한 활동과 참여는 무엇인가?
3. 대상자가 우선시 하는 것이 치료사와 다르다면 어떻게 할 것인가?
4. 대상자의 수행 맥락상의 자원은 무엇인가?
5. 대상자의 작업수행에 문제가 되는 것은 무엇인가?
6. 중재계획을 세우기 전에 추가적인 평가가 필요한가? 필요하다면 어떤 평가가 필요한가?
7. 위의 추론을 바탕으로 작업적 목표(장기목표 및 단기목표)를 세워보자.
8. 중재계획을 세우는 데 어떤 이론의 틀(Frame of Reference)을 사용할 것이며 이유는 무엇인가?
9. 대상자에게 잠재적으로 문제가 되는 작업수행은 무엇인가?
10. 대상자의 기능수준과 관련하여 어떤 안전의 문제가 있는가?
11. 대상자의 안전과 관련한 문제에 대해 보호자나 어린이집 교사 등에게 교육을 한다면 어떻게 할 것인가?
12. 일상생활활동에서 대상자가 겪는 우선시 되는 어려움은 무엇인가?
13. 대상자의 일상생활활동의 어려움으로 인해 영향을 받는 사람은 누구인가? 그들에게 대상자의 일상생활수행의 향상을 위해 어떤 조언을 할 것인가?
14. 대상자의 발달에서 제일 중요한 작업영역 중 하나는 '놀이'이다. 아동의 삶에서 놀이가 충분히, 다양하게 이루어지고 있다고 생각하는가? 그렇지 않다면 이유는 무엇이고 이에 대해 어떤 제안을 할 수 있는가?
15. 대상자가 독립적으로 식사하기 위해 필요한 보조도구나 환경수정은 무엇인가?
16. 대상자의 신체적(근골격계) 요소와 관련하여 타 전문가에게 협업할 필요가 있는가? 있다면 어떤 전문가와 무엇에 관해 의뢰할 것인가?
17. 대상자에게 예상되는 심리사회적 문제가 있는가? 있다면 이 어려움에 대해 어떻게 접근할 것인가?

18. 대상자의 가족은 아동이 스스로 경험할 수 있게 기회를 제공해주기보다는 어리다고 생각하여 밥먹기, 옷입기 등 거의 모든 활동에 도움을 제공하고 있다. 이와 관련하여 어떻게 접근할 것인가?

19. 대상자가 다니는 어린이집 교사가 같은 반 친구들에게 아동에 대한 이해를 돕고자 자료를 요청하였다. 어떻게 구성할 것인가?

20. 대상자의 어머니는 치료가 진행되면서 아동의 수행이 좋아지자 아동이 갖고 있는 어려움이 말끔히 나을 거라고 생각한다. 대상자의 어머니에게 이와 관련하여 치료사의 관점에서 어떻게 동기부여를 지속할 수 있도록 할 것인가?

21. 언제 대상자의 작업치료 서비스를 종료할 계획인가? 종결 계획을 잡기 전에 이사 등으로 종결을 하게 된다면 대상자의 어머니에게 어떤 차후 계획을 알려줄 수 있을까?

MEMO

사 례 5

다음의 사례를 읽고 아래 문항에 적합한 답을 생각해 보시오.

- 성별 / 나이 / 이름 : 남 / 6세 / 백민규
- 진단명 : 뇌성마비 경직형 하지마비(CP, Spastic Diplegia)

| 시나리오 |

대상자는 뇌성마비 경직형 하지마비로 진단받은 6세의 남아이다. 부모님의 보고에 의하면 대상자는 부산의 한 대학병원에서 출생하였고, 당시 몸무게는 1.8kg이였으며, 8개월 만에 조산으로 태어났다. 출생후 약 2개월간은 신생아 집중치료실의 인큐베이터에서 치료를 받았다. 출생당시 미숙아 망막증과 저체중에 대한 집중적인 관리를 받았고, 뇌실 주변(periventricular leukomalacia) 백질연화증 진단을 받았다. 약 1세경에 동 대학병원의 재활의학과에서 뇌성마비 경직형 하지마비로 진단을 받고 지속적인 치료를 받았다.

대상자의 발달은 전반적으로 늦었는데, 특히 운동발달이 매우 늦었으며 6개월경에 머리를 가눌 수 있었고, 이때부터 움직일 때 근긴장이 높아지는 것을 관찰하였다고 한다. 대상자의 기능수준을 관찰한 결과, 스스로 일어나기, 앉기, 기어가기가 가능하였고, 도움을 받아 일어서기와 워커를 이용하여 실내에서 3~4발작 정도의 보행이 가능하였다. 기어갈 때의 모습은 다리가 교대로 움직이지 못하고, 양쪽 다리를 동시에 끄는 형태를 보였다. 또한 W자 형태로 주로 앉아있는 모습이 관찰되었다. 양반다리 혹은 스툴에 앉혀 놓으면 한 손은 짚어야 균형을 유지할 수 있었다. 놀라거나 어려운 활동시에는 근긴장도가 증가하고, 연합반응이 팔과 다리에서 관찰되었다. 예를 들면 손으로 활동을 할 때 다리나 발가락의 근긴장도가 증가하여 들리거나 발가락을 구부리는 등의 모습을 관찰할 수 있다.

언어발달과 지적수준은 정상수준으로 관찰되며, 아동과 의사소통도 연령에 적절한 수준으로 원활하였다. 일상생활은 차려준 음식을 스스로 먹을 수 있고, 간단한 양말을 벗거나 상의옷을 입을 수 있었다. 그러나 하의는 다리를 쭉 뻗으면 균형을 잡고 앉기가 어려워 독립적으로 입거나 벗을 수가 없다. 몸통을 지지한 의자에 앉아 있을 때, 손 사용은 비교적 자유로우나 하지의 균형잡기가 어려워 일상생활의 많은 대부분은 도움을 받고 있다. 화장실은 의사를 표현하면 부모님이 변기에 앉혀주고, 옷을 벗기고, 입혀주고 있었다.

놀이는 W자로 앉아서 하는 놀이 혹은 린텐도 게임을 좋아한다. 현재 사용하는 보조도구는 후방형 워커와 자세를 바로잡기 위한 자세보조기를 앉거나 차량에서 이동할 때 사용하고 있다. 아동의 성격은 수줍음이 많은 편으로 처음 보는 사람에게는 눈맞춤을 어려워하였고, 목소리도 작게 내는 편이었다. 먼저 말을 걸기보다는 수동적으로 답하는 경우가 많았다.

부모님의 목표는 2년 후 학교에 들어가기 전에 보조도구를 이용하여 독립적으로 보행을 원하였고, 나이수준에 적절한 옷입기 및 자조활동의 향상과 자세조절 능력이 현재보다 향상되길 원하고 있다. 아동은 혼자서 린텐도 게임기를 즐기는 것이었는데, 현재는 자세조절이 어려워 다양한 게임 항목을 즐기기 어려운 상태이다.

| 작업치료평가 |

대상자가 작업치료실에 방문하였을 때 현재의 상태를 평가하기 위해 부모의 면담, 관찰, 표준화된 평가도구를 이용하여 운동기능, 반사, 일상생활 수준을 평가하였다. 대근육 운동기능 평가는 Gross Moto Function Measure(GMFM)을 사용하였고, 결과는 아래와 같다. Total score는 48.7%이고, Goal total은 72.3%이다. 검사와 함께 반사 및 근긴장도를 함께 평가하였는데, 기어가기 항목 등에서 symmetrical tonic neck reflex(STNR)와 연합반응을 관찰할 수 있었다. 휴식시의 근긴장은 정상에 가까우나 복합동작 및 활동시 근긴장도의 증가가 관찰되었다. 근긴장의 증가는 상지보다는 하지가 높았고, 전반적인 기능수준은 하지가 현저하게 낮음을 알 수 있었다.

[GMFM 결과표]

영역	% 점수
A. Lying & Rolling	84.4
B. Sitting	85%
C. Crawling & Kneeling	47.6%
D. Standing	17.9%
E. Walking, Running & Jumping	8.3%

소근육 평가를 위해 쥐기 패턴을 평가하였는데, 3-jaw chuck grasp이 양손에 모두 가능하였고, pincer grasp도 가능하였다. 연필 쥐기는 3세반-4세인 static tripod posture 및 palmar-supinate grasp을 선호하였다. 전반적인 기민성과 속도는 연령에 비하여 2세 이상 지연을 보이고 있다.

일상생활활동 평가에서는 전반적으로 도움을 받고 있었는데, 앉아서 하는 self-care 항목은 부모의 지시와 수퍼비전으로 가능한 정도였다. 그러나 운동성이 포함된 transfer, locomotion 항목은 중등도에서 최대의 도움이 필요한 상태로 관찰되었다.

COPM을 이용하여 아동과 부모님의 치료욕구를 파악한 결과 가장 중요한 활동으로 워커를 이용하여 실내에서 걷기, 스스로 상의 및 하의 옷입기, 린텐도 게임 즐기기, 물리적 장애물 없는 유치원 다니기 등을 우선순위로 선정하였다.

질 문 Question

1. periventricular leukomalacia란 무엇인지 기술하시오.
2. 아동의 진단명이 뇌성마비, 하지마비에 해당하는 내용을 찾으시오.
3. 치료계획 설정을 위해 아동의 강점은 쓰시오.
4. 아동의 교대 기기를 어렵게 하는 주요 반사는 무엇인가?
5. 아동의 근긴장의 정도는 어떠한지 기술하시오.
6. 평가에 사용된 GMFM의 Global score를 계산하는 방법을 쓰시오.
7. 아동의 작업치료 중재를 위해 가장 먼저 고려해야 할 평가내용은 무엇인가?
8. 아동의 중재를 위해 치료사로서 가장 먼저 중재할 내용을 기술하고, 장기목표와 단기목표를 기술하시오.
9. 아동과 어머니의 우선순위가 충돌한다면 치료사는 어떻게 할 것인지 기술하시오.
10. 아동은 린텐도 게임을 원하는데, 자세조절의 어려움을 겪고 있다. 이 어려움을 극복하기 위한 보상적 방법을 제시하시오.
11. 사례아동의 걷기를 위해 현재 후방형 워커를 사용하고 있다. 후방형 워커의 장점을 기술하시오.
12. 부모님은 아동이 보조기를 사용하여 잘 걷기를 원하고 있다. 이를 위한 작업치료사의 역할을 기술하시오.
13. 어머니는 아동이 물리적 장애 없는 유치원을 다니길 원한다. 이를 위한 치료사의 역할을 기술하시오.
14. 아동의 상지기능 중 기민성과 속도 증진을 위한 작업치료 중재계획을 작성하시오.
15. 제시된 작업치료 평가 외에 아동에게 추가적으로 필요한 평가를 기술하시오.

MEMO

사 례 6

다음의 사례를 읽고 아래 문항에 적합한 답을 생각해 보시오.

- 성별 / 나이 / 이름 : 남 / 5세 8개월 / 한 율
- 진단명 : 뇌성마비(편마비)

| 시나리오 |

대상자는 5세 8개월 된 남아로 현재 유치원에 다니고 있다. 아동은 임신 38주에 제왕절개로 2.80kg의 몸무게로 태어났다. 출생당시 오른팔의 움직임이 잘 나타나지 않아 brachial plexus injury 가 의심되었으나 x-ray 상으로는 이상소견이 발견되지 않았다. 그 후 발달상에 오른손의 미사용이 지속적으로 관찰되면서 오른쪽 편마비로 진단받았다. 놀이 활동이나 학습 시 아동은 주로 왼손을 사용하고 있고, 공 놀이와 같은 양손 사용하는 활동을 선호하지는 않는다. 아동의 우세손은 왼손이지만 왼손의 사용도 또래 아동에 비해 민첩성은 떨어진다. 집에서는 주로 책읽기와 동영상 보는 걸 좋아하고 식사 시 반찬은 주로 포크를 사용하고 있으며 젓가락을 사용하고 싶어 하지만 아직은 서투르다. 놀이터에서 또래 아동과 어울려 놀기를 좋아하나 뛰어다닐 때 자주 넘어지는 편이다. 특히, 뛰다가 앞에 장애물이 있으면 속도 조절이 어렵고 장애물을 뛰어 넘기 어려워한다. 혼자서 그네를 타려고 하나 양쪽 발 구르기시 어려움이 있다. 아동은 보조바퀴가 있는 자전거와 인라인타기를 좋아하나 아직까지 수행은 어렵다. 아이는 친구들에게 양보도 잘 하고 성격도 밝고 긍정적이다. 그러나 가끔 친구들이 하는 이야기를 잘 이해하지 못해 질문과 다른 이야기를 하기도 한다. 아동의 부모 모두 직장을 다니고 있어서 아동의 양육을 외할머니가 도와주고 있다. 외할머니는 대상자와 대상자 동생(3세 여아)을 부모가 퇴근할 때까지 돌봐주고 계신다. 아동의 어머니는 공무원으로 비교적 일정시간에 퇴근하지만 치료를 위해서는 아동을 할머니가 병원에 데리고 가야만 한다. 할머니는 아이 양육에 적극적으로 도와주시지만 아이 돌봄과 살림에 신체적, 정신적 피로를 호소하신다.

| 작업치료평가 |

한국형 덴버발달검사(K-DDST) 결과 운동발달 영역에서 발달지연과 언어영역에서 발달지

연이 의심되며 그 외 개인-사회발달이나 미세운동 적응발달은 정상수준을 보이고 있다. 아동은 혼자서 옷을 입고 벗을 수는 있으나 작은 단추는 잠그는데 시간이 오래 걸린다. 바지를 입을 수는 있지만 지퍼나 옷 정리에 어려움이 있다. 오른손 사용 시 가끔 왼손에서 연합반응(associative reaction)이 관찰된다. 사람을 7부위 정도 그릴 수 있고, 네모, 세모 도형 그리기가 가능하다. 언어에서는 5개 적목 세기 항목과 5개 단어 정의에서 연못, 커튼, 천장에 대해 이야기 하지 못하였다. 대동작에서는 왼발은 4초, 오른발은 1초 정도 서있을 수 있었고, 발끝을 붙여 걷는데 어려움이 있었다.

Knox preschool play scale 검사 결과 전체 놀이 발달 수준은 4.8세 수준을 나타내고 있다. 10조각의 퍼즐 조각을 맞출 수 있고, 어른과의 일상적인 대화가 가능하며, 노래부르기가 가능하다.

Melbourne 2를 통한 수지기능 평가 결과 ROM 75%, Accuracy 85%, Dexterity 60%, Fluency 58%의 수행률을 보인다. 크레파스나 작은 물건을 잡고 내려놓는 과정에서 오른팔의 forearm pronation, wrist flexion 및 thumb adduction된 경향을 보인다. 조작하기 항목에서 finger tip과 Thumb을 사용한 손 안에서의 분리 움직임을 통해 큐브를 여러 방향으로 돌리는 것이 불가능하다. 오른팔 사용 시 몸의 긴장도가 높아지며 수행 시간이 지연된다.

질 문 Question

1. 아동의 문제점을 쓰시오.
2. 치료 시 도움이 되는 아동의 강점은 무엇인가?
3. 아동의 문제점을 확인 후 치료 목표를 설정하시오.
4. 아동을 위한 치료 빈도, 기간을 포함한 전문적인 치료계획을 쓰시오.
5. 아동은 또래 아동들과 놀이터에서 함께 어울려 노는 것을 좋아한다. 그러나 균형과 근력의 문제로 자주 넘어지는 문제가 발생한다. 이 상황에서 당신이 해줄 수 있는 방법은 무엇인가?
6. 아동은 손상 측(오른손) 손을 자주 사용하려 하지 않는다. 엄마가 사용에 대해 설명을 하면 짜증을 내고 수행을 멈춘다면 아동에게 향후 발생할 수 있는 문제점은 무엇인가?
7. 아동이 앞으로 학교생활을 위해 준비해야 할 자조활동에는 어떤 것들이 있는가?
8. 아동이 또래 놀이 시 발생할 수 있는 문제는 무엇인가?
9. 아동의 부모는 앞으로 학교 입학에 유예를 시킬 것인지 제 연령에 학교를 보내야 할 것인지 고민하고 있다. 부모에게 해줄 수 있는 조언은?
10. 아동이 걸을 때 오른쪽 발목에 foot drop이 발생한다. 이 때 필요한 보조도구는?
11. 아동의 독립적인 식사를 위해 필요한 보조도구에는 어떤 것들이 있는가?
12. 아동이 주로 왼손을 사용한다. 그러나 대부분의 가족들은 주로 오른손을 사용한다면 아동에게 필요한 환경수정에는 어떤 것들이 있을까?
13. 아동의 오른손 사용을 촉진하기 위해 적용할 수 있는 이론적 틀은?
14. 상지기능에서의 문제를 확인하고 우선 순위를 매겨라.
15. 아동의 상지기능을 향상시키기 위해 어떤 치료 활동을 사용할 것인가?
16. 아동의 부모가 보톡스 치료에 대한 효과성을 물어본다면?
17. 아동으로 인해 가족이 경험할 수 있는 정신사회적 문제는?
18. 부모는 현재 첫 아이의 장애로 인해 향후 동생이 받게 될 스트레스에 대해 걱정을 많이 한다. 치료사가 부모에게 해줄 수 있는 조언은?

19. 할머니는 딸과 사위가 모두 직장생활을 해서 주된 양육을 담당하고는 있지만 신체적으로 정신적으로 많이 힘들어 하신다. 할머니의 스트레스를 덜어줄 방법은?

20. 아동은 오른손을 잘 사용하지 않으려고 한다. 오른손의 향상을 촉진하기 위해 CIMT를 적용하려 한다. CIMT에 대해 부모에게 설명해야 할 내용은?

21. 아동의 치료를 주로 할머니가 데려오기 때문에 부모에게 전달할 내용을 할머니에게 전달해야 한다. 어떤 전달방법을 사용할 것인가?

22. 유치원 선생님에게 아동 치료와 관련하여 권유할 사항은?

MEMO

사 례 7

다음의 사례를 읽고 아래 문항에 적합한 답을 생각해 보시오.

- 성별 / 나이 / 이름 : 남 / 24개월 / 홍우준
- 진단명 : 다운증후군

| 시나리오 |

대상 아동은 24개월 다운증후군 남자로 외동 아들이다. 6개월 간의 낮병원 입원 프로그램을 통해 집중재활치료를 받기 위해 입원하였으며, 하루 2회 연하치료를 포함한 작업 치료를 받고 있다. 키는 또래 수준이나 몸무게가 또래보다 적게 나갔으며, 전반적으로 보호자의 관리가 잘 되고 있다. 보호자 맞벌이로 엄마와 아빠가 번갈아서 아이를 돌보고 있다.

낮병원 입원 이전 물리치료만 받고 있었으며, 작업치료의 경험은 없는 상태였다.

옷 입고 벗기, 세수 하기, 밥 먹기 등 모든 일상생활활동에 보호자의 전체적인 도움이 필요한 상황으로, 이유식 3단계, 국수류(파스타)로 영양을 주로 섭취하였으며, 잘 씹지 않아서 씹어서 먹을 수 있는 음식이나 밥으로의 전환이 어려운 상태였다.

어린이집에 다니고 있지 않고, 치료 외에 집에서는 주로 그림책을 보여주거나, 엎드려서 소리 나는 장난감을 가지고 놀고, 보호자는 많이 놀아주지는 못하고 돌봐주기만 한다고 보고하였다.

음식은 보호자가 먹여주었으며, 처음에 음식을 제시하면 주로 머리를 돌려 거부하였고, 2~3회 반복하여 제시하면 입을 벌려 먹었다. 음식은 주로 혀로 으깨듯이 오물거리며 먹고, 씹지 않아도 되는 부드러운 음식을 주로 먹기 때문에 삼키는 데는 큰 어려움이 나타나지 않았다. 음식 담은 그릇을 제시할 경우 수저를 잡기 보다는 그릇 안의 음식을 만지려 하거나 엎는 등의 장난을 하려고 하였으며, 수저를 쥐어줄 경우 한 번 잡은 후 입으로 가져가지 않고 치료용 식탁 밖으로 던져버렸다.

컵으로 액체를 마실 때에는 앞니로 컵을 깨물어서 스스로 마시려 하지 않았으며, 입에 넣어주면 입술을 다물면서 빨듯이 삼키는 모습이었으며, 빨대는 입에 들어가면 주로 씹었으며, 스스로 음료를 빨아들이지 못하여 기능적으로 사용하지 못하였다.

보호자와 분리하여 치료실에 들어올 수 있으며, 신체 인식, 자세 조절이나 근력 증진을 위

한 치료 시 울면서 거부하였고, 오래 자세를 유지하기 어려웠다. 현재 하고 있는 기능적 자세는 주로 네발 기기 자세 유지로 엉덩이를 다리에서 떼고 팔꿈치를 편 상태에서 양 옆, 앞 뒤로 균형을 잡으며 신체 인식 및 지구력, 자세 조절 증진을 위한 치료 참여이다.

장난감을 제시하면 관심을 보이며 손을 뻗어서 만져보거나 두들겨 보기도 하였으나, 장난감의 기능에 맞게 사용하지 못하였고, 5분 이상 집중하지 못하고 주변을 둘러보거나, 다른 아동의 치료 활동을 쳐다보는 모습이었다.

| 작업치료평가 |

대상자는 처음 평가를 위해 내원하였을 때, 혼자서 걸을 수 없어 보호자에게 안겨서 평가실에 들어왔다.

지각적인 손상 없이 시각적, 청각적 자극에 반응하였다.

전체적인 ROM상 제한된 곳은 없었으나, 전반적으로 마른 몸이었다.

DDST-II 검사 상 과자를 혼자서 먹을 수 있으나 자발적으로 먹는 것에 큰 관심이 없었고, 엄마에게 "빠이 빠이"를 할 수 있었다. 쥐어주면 양 손에 적목을 잡을 수 있으나, 금방 놓아버리고, 적목 하나를 줄 경우 다른 손으로 옮겨 쥐기도 하였으나 역시 금방 놓아버리는 모습이 관찰되었다. 두 번째, 세 번째 손가락을 사용하여 긁듯이 건포도를 잡으려 노력하였으나, 잡지는 못하였다. 치료사를 쳐다보고, 눈맞춤이 가능하였으나 "주세요" 등의 지시에 따라서 반응하지 않았으며, 힘들면 "엄마"라고 말하거나 엄마를 보고 "엄마"라고 말하는 모습이었다.

앉혀주면 혼자 앉아 있을 수 있었으나, 움직임이 거의 없고, 독립적인 네발 기기, 걷기 등의 이동은 불가능한 상태이다. 앉아서 주변을 둘러보거나 입에 손을 넣는 등의 행동을 보였다. 바닥에 앉혀 놓으면 엉덩이를 뒤로 기울이고 등을 기울인 자세로 앉아 있었다.

손 끝을 사용하여 물건을 조작하기 보다는 손가락과 손바닥을 사용하여 도구를 잡으려 하였다.

보호자의 대상자에 대한 치료 목표는 걸어서 기능적인 이동하기, 혼자서 수저 사용하여 식사하기, 음식 씹어서 먹기이다.

질 문 Question

1. 아동의 보호자는 작업치료가 처음입니다. 당신은 어떻게 작업치료에 대해 설명하고 조언할 수 있을까요?
2. 대상자의 문제점 목록을 발달 영역에 따라 생각해 보세요.
3. 대상자를 위한 장단기 목표를 생각해 보세요.
4. 대상자에게 제공할 수 있는 치료 활동 목록을 생각해 보세요.
5. 보호자의 목표와 치료사의 초기 목표와는 어떻게 다른지 생각해 보세요.
6. 다른 의료진, 치료사와 함께 목표를 세울 수 있는 부분은 어떤 것이 있으며, 서로의 역할에 대해서 생각해 보세요.
7. 대상자의 안전상의 문제(먹기 포함)는 어떤 것들이 있을까요?
8. 대상자의 발달에서 찾은 주요 문제점은 무엇인가요?
9. 대상자의 놀이에서 찾은 주요 문제점은 무엇인가요?
10. 대상자의 먹기 활동에서 찾은 주요 문제점은 무엇인가요?
11. 대상자의 먹기 기능에서 찾은 주요 문제점은 무엇인가요?
12. 당신은 어떻게 발달/놀이 영역 치료에서 이 문제를 해결할까요?
13. 당신은 어떻게 식사 시간에 대상자의 어려움을 해결할까요?
14. 당신은 어떻게 가정에서 보호자에게 대상자의 먹기에 대한 교육을 제공할 것인가요?
15. 대상자의 운동 발달 수준은 어떠한가요?
16. 대상자의 운동 발달 및 근력 저하에 영향을 주는 요인은 무엇일까요?
17. 대상자의 근골격계 문제해결을 위해 어떠한 치료법을 사용할 수 있을까요?
18. 다운증후군의 특징을 고려하여 대상자의 먹기 문제를 보호자에게 어떻게 교육할 수 있을까요?
19. 가정, 치료실, 어린이집을 어떻게 조화롭게 활용할 수 있을지 생각해보세요.
20. 6개월 간의 입원 치료 후, 본 치료실에서 치료 종결을 하고 다른 치료실로 옮기게 되었다. 대상자의 기능 수준이 위에 설명한 수준이라면, 이 후 치료에 대하여 어떻게 조언해 줄 수 있을까요?

MEMO

사 례 8

다음의 사례를 읽고 아래 문항에 적합한 답을 생각해 보시오.

- 성별 / 나이 / 이름 : 남 / 6세 / 최윤빈
- 진단명 : ASD

| 시나리오 |

대상자는 자폐스펙트럼 진단을 받은 만 6세 남아이다. 일반학교 특수학급을 다니고 있으며, 시간제 통합교육을 받고 있다. 신체 활동 및 야외 활동을 제외하고는 특수교사에게 1:1 수업을 받는다. 통합교육시간에 별도의 보조교사의 지원은 받지 않고 있다. 대상자는 수업에 집중하기가 힘들고 지속적인 교사의 언어적 지도가 필요한 상황이다. 수업시간 동안 착석은 가능하지만 책상에 엎드리거나 손으로 턱을 괴는 등 바른 자세를 유지하기 어렵다. 특수교사와의 1:1 수업에는 비교적 잘 참여하고 있고, 3어절의 받아쓰기가 가능하나 띄어쓰기는 어렵다. 연필을 잡는 패턴이 미숙하고 전완이 책상위에 있지 않고 공중에 떠 있으며 필압이 약해 글자를 흐리게 쓴다.

쉬는 시간에 혼자 돌아다니는 것을 좋아하고 친구들과 어울리지 않는다. 친구가 먼저 접근하는 경우 뒤로 물러나는 행동을 보이고, 자신의 신체를 만지면 과도하게 화를 내거나 소리를 지르는 행동을 보인다. 보호자는 또래와의 관계 향상을 위해 축구수업을 시키고 있으나, 운동장을 혼자 배회하거나 운동장에 눕는 등 축구활동에 참여하지 못하고 있다.

점심 시간에는 보조교사의 도움을 받는다. 대상자는 배식판을 수평으로 들고 유지하는 것이 어려워 보조교사가 대신 배식을 받는다. 가정에서는 에디슨 젓가락 사용이 가능하나, 학교에서는 숟가락만 사용하고 좋아하는 음식은 손으로 먹으려고 한다. 편식이 심해 햄, 치즈, 빵 등 좋아하는 반찬만 먹고, 고기와 야채는 먹지 않으려 한다. 좋아하는 반찬이 없을 때는 맨밥만 먹는다.

| 작업치료평가 |

대상자는 또래에 비해 작은 키와 왜소한 체격으로, 치료사를 보지 않고 인사하였다. 낯선 치료실을 잠시 돌아다니다, 교구장에서 찰흙을 꺼내 바닥에 누웠다. 치료사와 보호자가 상담

을 하는 20분 내내 바닥에 엎드려 찰흙 놀이를 하였다. 대상자는 찰흙을 손전체로 뭉치거나 굴리지 않고, 손끝으로 찰흙을 뜯어내어 1부터 순서대로 숫자를 만들기 시작하였다. 치료사가 양손 사용을 유도할 때는 잠시 따라 하는 듯하였으나, 치료사가 시선을 돌리면 다시 뜯기만 하였다.

전반적인 발달 상태를 알아보기 위해 DDST-2 평가결과 개인-사회성 발달이 4세, 미세운동 및 적응발달이 4세 6개월, 언어발달 5세 6개월, 대 운동발달 4세 6개월로 전반적 발달 지연소견이 있었다. CARS 평가결과 총점 33으로 경증-중간 자폐로 나왔다. SSP 평가결과 총점 128점으로 definite로 나왔으며 촉각 민감성, 맛/냄새 민감성, 활력이 부족하고 허약함 영역에서 definite, 청각 여과하기 및 시각/청각 민감성 영역에서 probable, 움직임 민감성 및 과소반응/특정자극을 찾는 행동은 typical로 나타났다. K-DTVP-2 검사결과 전체 일반적 시지각은 평균, 운동-감소 시지각은 평균이었으나 시각-운동 통합 시지각은 평균 이하로 나왔다.

보호자의 주 호소 문제는 편식, 착석 자세 불량 및 또래관계의 어려움이었다.

질 문 Question

1. 대상자의 강점과 약점 리스트를 쓰시오.
2. 대상자의 problem list를 우선순위에 따라 쓰시오.
3. 대상자의 장기목표와 단기목표를 쓰시오.
4. 3번에서 작성한 장단기 목표를 달성하기 위해 사용할 주된 frame of reference는 무엇인가? 선택한 이유는?
5. 대상자의 편식의 원인은 무엇인가?
6. 편식을 어떻게 중재할 것인가?
7. 대상자는 능숙하지는 않지만 집에서는 에디슨 젓가락을 사용한다. 그러나 학교에서는 전혀 사용하지 않고 있다. 대상자의 젓가락 사용 기술향상을 위해 직접중재와 간접중재 방법이 무엇이 있는가?
8. 대상자의 착석 자세를 유지하는데 어려움을 보이는 이유를 명확하게 하기 위해 추가적으로 하면 도움이 될 검사는 무엇인가?
9. 바른 착석 자세를 유지할 수 있도록 도움이 되는 활동에는 무엇이 있는가?
10. 통합수업에서 보이는 집중도와 특수교사와 수업에서 보이는 집중도의 차이가 나는 이유는 무엇인가? 통합수업에서 집중도를 향상시키기 위해 어떤 중재가 필요한가?
11. 대상자의 글씨쓰기 및 K-DTVP 검사결과를 통해 알 수 있는 이 아동의 문제점은 무엇인가? 문제점을 향상시키기 위해 필요한 기술은 무엇인가?
12. 대상자의 또래 관계를 어렵게 하는 주 문제점이 무엇인가? 이를 해결하기 위해 어떤 중재를 할 수 있는가?
13. 보호자는 또래와의 관계 향상을 위해 축구 수업을 시작하였으나, 현재 별 도움이 되지 않는다고 판단하고 있다. 그러나 대안책을 찾지 못해 계속유지하고 있는 상태이다. 어떤 조언을 해 주겠는가?

MEMO

사 례 9

다음의 사례를 읽고 아래 문항에 적합한 답을 생각해 보시오.

- 성별 / 나이 / 이름 : 남 / 7세 / 김하균
- 진단명 : Cerebral Palsy, Quadriplegia

| 시나리오 |

하균이는 임신 38주, 몸무게는 2.9kg로 태어났고, 신생아 저산소 허혈성 뇌병증(hypoxic ischemic encephalopathy)으로 인하여 CP Quadriplegia로 진단 받은 7세 남자 아이이다. 기관절개술(tracheostomy)을 받았으며, 경구섭식을 하지 못하고, 현재 위루관(gastrostomy tube)으로 식사를 하고 있다.

하균이는 2세때 경기를 처음 시작하였다. 그 이후 현재까지 경기약을 복용하고 있으며, 최근 6개월 이내에는 경기를 한 적은 없다.

하균의 가족으로는 외할머니, 아버지, 어머니, 누나가 있으며, 아버지는 중소기업에 근무하시고, 어머니는 웅진 씽크빅 학습지 방문교사이며, 누나는 중학교를 다니고 있다.

현재 하균이는 어린이집을 다니지 않고, 주중에는 외래로 대학병원 및 재활병원에서 재활치료를 받는다. 보바스 병원, 서울특별시 어린이병원, 삼성서울병원 등에서 물리치료, 작업치료, 언어치료를 받고 있다.

주중에는 하균이의 주 보호자 역활을 외할머니가 맡고 있고, 하균이의 모든 일상생활은 할머니 도움을 받고 있다. 하균이가 병원에 외래 치료를 가는 날은 고령의 외할머니가 운전이 가능하지 않기 때문에 주로 장애인 콜택시를 이용한다. 하균이가 사용하고 있는 휠체어는 틸트 및 리클라이닝이 가능한 휠체어이며, 몸의 변형을 방지하기 위해 이너 시트를 장착하여 착석을 유지하고 있다. 하지만 휠체어 무게가 상당하여, 고령의 외할머니가 혼자 휠체어를 이동시기키 힘들어 하였으며, 하균이를 휠체어에 태우고 내리는 일을 반복적으로 수행함으로써 할머니의 무릎 및 허리의 통증은 심해졌다.

하균이는 장난감의 버튼을 누르거나 장난감을 쓰러트리는 활동을 좋아하며 음악 소리를 들려 주면, 웃으며 소리를 내며 반응을 한다. 또한 다른 사람의 주의를 끌기 위해 옹아리 같은 소리를 내어 자신을 표현한다. 자신이 싫어하는 것에 대한 의사표현으로 인상을 쓰거나 고개를 숙이는 정도로 의사표현을 하고 있다.

| 작업치료평가 |

하균이가 작업치료실에 처음 내원하였을 때, 대상자는 보호자(할머니, 어머니)와 함께 휠체어에 착석을 한 상태로 치료실에 내원을 하였다. 치료실 환경 및 치료사를 보고 낯설어 하거나 거부감은 관찰되지 않았으며 평가는 DDST와 K-MBI, COPM, 사회성숙도 검사 그리고 연하재활평가를 실시하였다.

supine자세에서 대상자의 귀 양쪽에 종소리를 들려주면, 소리 나는 방향으로 고개를 rotation 할 수 있었다. 하지만 구두적 지시를 정확하게 따르지 못하였다. 또한 스스로 rolling을 하지 못하였으나 치료사의 도움으로 rolling을 시도할 때, log rolling형태로 rolling을 하였다.

prone 자세에서 head up을 시도는 하나 오래 유지는 하지 못하였으며, 치료사가 sitting 자세 만들어 주면 hand support 하여 유지하는 모습을 보였으며 고개를 끄덕이는 것이 가능하였다.

사회 성숙도 검사 결과 자조일반에서 머리를 받쳐 주지 않아도 얼마동안 머리를 들고 있는 것이 가능하였으나 붙잡아 주지 않아도 1분 정도 앉아 있기는 어려웠고 의사소통에서 발음이 분명하지 않은 애기말 하기가 가능하나 간단한 지시를 따르는 것은 수행 불가능하였다. 자조식사에서 도와주면 컵이나 그릇의 물을 마시는 것은 불가능하였고 사회화에서 어머니나 아버지나 기타 친숙한 사람에게 안아 달라는 몸짓을 표현은 하나 다른 사람의 주의를 끌려고 하는 모습 등은 관찰하지 못하였다.

하균이의 일상생활활동은 Total dependent 수준으로 모든 일생생활활동들을 외할머니와 어머니에게 의지하고 있다. 특히, 하균이가 목욕을 할때, 필요한 보조도구들이 없어 하균이를 욕실 바닥에 눕힌 상태에서 목욕을 실시하고 있었다.

하균이는 구강으로 음식을 먹지 못하고, G-tube를 통하여 영양을 섭취하고 있었으며. VFSS 검사결과 액체 흡인이 관찰되었고, 그로 인해 폐렴을 자주 앓고 있다.

하균이는 구강 해부학적 구조를 살펴 보면, 아래턱이 약간 retraction되어 있고, 치아는 부정교합이 있다. 그리고 주로 누워서 생활을 하다보니 얼굴 주변의 근육이 전반적으로 retraction되어 입술을 수의적으로 닫지 못하였다. 그로 인하여 침을 자주 흘리는 양상을 보였다.

아이스 스틱으로 혀의 옆면을 자극하였을 때, 혀의 가쪽 움직임이 관찰이 되지 않았고, 혀를 앞쪽으로 내미는 tongue thrust 양상을 보였다. 작은 과일을 거즈에 싸서 구강의 측면 즉 어금니 쪽에 놓았을 때에는 간헐적인 저작형태의 턱의 움직임을 보였으나, 기능적인 움직임을 보이지 않았다.

또한 얼굴이나 입술 그리고 구강에 자극이 주어졌을 때, 하균이는 불편해하며 얼굴을 돌리는 모습을 자주 보였으며, 지속적으로 자극이 주어졌을 때는 울음을 터트렸다.

하균이는 오랜 시간 동안 구강으로 음식섭취를 하지 못하고 tube로 영양을 섭취해왔기 때문에 구강자극에 대해 민감한 반응을 보였고, 자발적으로 음식을 받아들이는 의지가 부족하였다.

하균이의 할머니는 하균이가 입으로 음식을 먹을 수 있었으면 좋겠다고 하였고, 스스로 침흘림을 조절할 수 있었으면 좋겠다고 말하였다.

질 문 Question

1. 대상자의 문제점을 쓰시오.
2. 치료사가 대상자를 위해 작업치료적으로 설정한 골(Goal)은 무엇인가?
3. Barb를 위한 작업치료적 치료를 창안해라. 치료의 빈도수를 꼭 포함해라.
4. 만약 대상자에게 연하재활치료를 적용한다면, 치료사가 고려해야 할 안전 사항은 무엇인가?
5. 대상자의 일상생활동작에 대한 보호자 교육시 고려해야 하는 사항은 무엇인가?
6. 지역사회에서 대상자와 대상자의 외할머니를 도울 수 있는 방법은 무엇인가?
7. 대상자의 신체적 변형을 방지하기 위한 필요한 보조기구들은 무엇이 있는가?
8. 대상자의 목욕시에 필요한 보조도구들이 어떠한 것이 있으며, 이러한 보조도구들을 보호자에게 어떠한 방식으로 교육을 시킬 수 있는가?
9. 대상자의 신체적 변형을 방지하기 위해 치료사가 제공할 수 있는 치료법은 어떠한 것이 있는가?
10. 대상자의 신체적 강직을 치료하기 위한 작업치료적 치료를 설명하시오.
11. 대상자에게 제공할 수 있는 가정 운동 프로그램은 어떠한 것이 있는가?
12. 대상자의 보호자를 위해 교육을 한다면 어떠한 교육을 할 것이며, 교육 내용에 대해 간단히 기술 하시오.

MEMO

Occupational
Therapy
Case Study
Examples

제 3 장 신경계질환

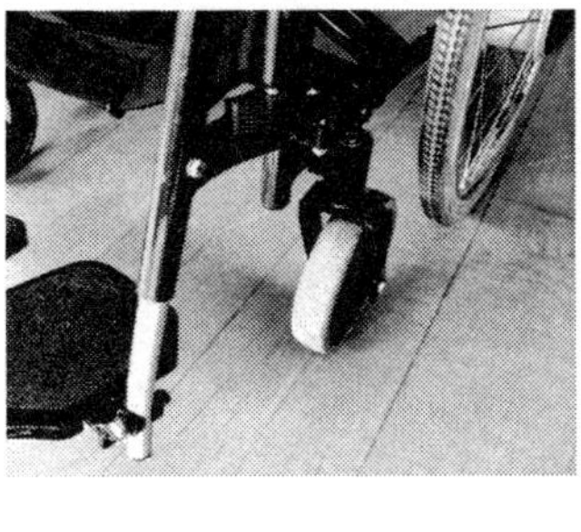
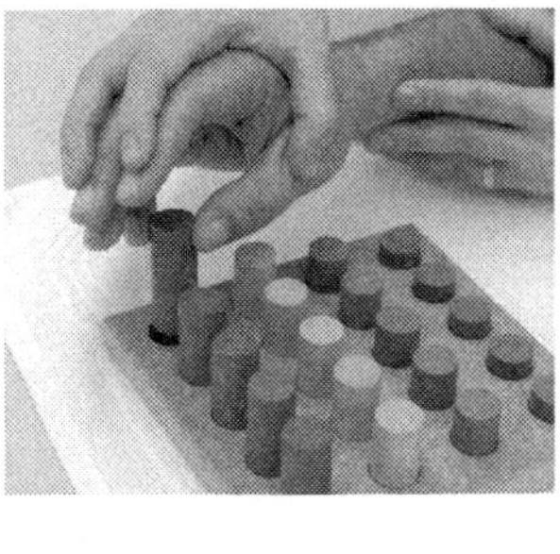
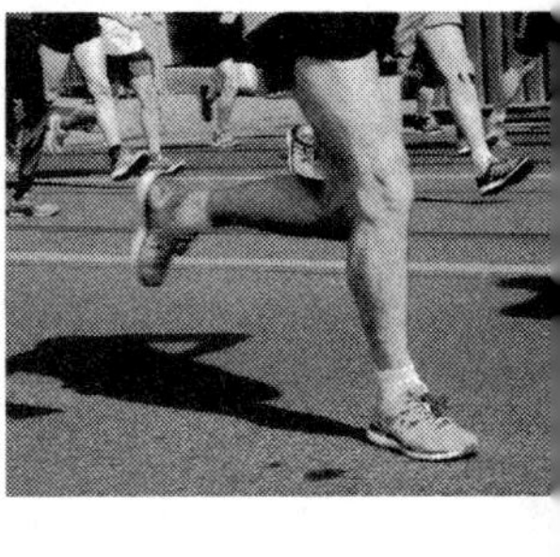

사 례 1

다음의 사례를 읽고 아래 문항에 적합한 답을 생각해 보시오.

- 성별 / 나이 / 이름 : 남 / 41세 / 윤현진
- 진단명 : 경수 5번 척수손상, 완전손상

| 시나리오 |

대상자는 건설현장 안전관리요원으로 아파트 2층 높이 신축현장에서 떨어진 41세 남성이다. 동료 직원들은 대상자가 떨어지는 것을 보고 달려가 대상자가 몸을 스스로 일으킬 수 없다는 것을 확인한 뒤 119에 신고했다. 가까운 인근 병원 응급실에 입원한 후 MRI 및 각종 검사를 통해 경수 5번 수준에서 척수가 완전 골절된 것을 확인하였다.

대상자의 사고 전 건강상태는 좋은 편이었고 알려진 의학적 질환도 없었다. 대상자는 응급실 입원 즉시 경추 고정 보조기(halo vest) 수술을 받은 후 집중치료실에서 2일간 치료 후 의학적으로 안정을 되찾아 일반병동으로 전실(transfer) 하였다.

대상자는 기혼이며 1명의 취학 전 자녀가 있다. 대상자는 9개월 전에 지금의 직장으로 이직하여 주말부부로 살고 있으며, 그의 아내는 은행원으로 경기도에 위치한 지점에서 정규직으로 일을 하고 있다. 대상자의 집은 큰 도시에 있는 아파트 8층으로 엘리베이터, 침실 3개, 욕실 2개, 부엌, 식당 그리고 큰 거실이 있는 138.84㎡ (42평)이다. 대상자는 평일에는 지방에 위치한 작은 도시의 건설현장 근처 고시원에서 생활하였다. 고시원은 2층 건물 4.96㎡ (1.5평) 원룸으로 계단을 통해 이동하고 침대와 책상, 의자 그리고 옷장이 있다. 화장실과 부엌, 세탁실은 공동으로 사용한다.

대상자의 처가 식구들은 30분 이내 가까이에 살고 있어 왕래가 잦았고 관계가 좋은 편이다. 대상자의 사고 소식은 양쪽 가족 모두에게 충격을 주었다. 대상자는 장남으로 한 명의 여동생이 있으며, 여동생은 초등학교 교사로 일하고 있다.

대상자는 4년제 대학을 졸업했고 주변 지인들에게 인성과 사회성 모두 좋다는 평을 받았고, 자신을 원만한 성격을 가진 사람이라고 소개하였다. 침착한 반면 유머 감각을 지녔고, 긍정적인 성격으로 매사에 성실히 임하면 항상 좋은 결과가 따른다고 믿는다. 대상자와 아내의 종교는 기독교로 신앙심이 독실하고 부부관계는 원만한 편으로 대상자는 어린 자녀에게 좋은

아빠가 되기 위해 많은 시간을 함께하고자 노력하였다. 대상자는 주말에 교회에 다녀오는 것과 여가로 영화나 연극 관람을 즐긴다. 대상자는 2년 뒤 아파트 대출금을 모두 상환하고 둘째 자녀를 가지려고 계획 중이었다.

| 작업치료평가 |

대상자는 손상 후 3시간 이내 시행된 수술을 통해 경추 고정 보조기(halo vest)를 적용하였고 시각, 청각 인지와 지각에 문제는 없었다. 가벼운 촉각(light touch)과 통각(pin prick) 감각을 포함해 모든 감각이 경수 5번(C5) 아래로 완전히 없었다(absent). 게다가 그는 모든 일상생활활동(ADL)과 옮겨 앉기(transfer), 이동(mobility)시 타인에게 전적으로 의존하였다. 대상자는 상지와 하지 전체에 이완성 마비(flaccid paralysis)가 있다. 대상자는 경추 고정 보조기(halo vest)에 적응될 때까지 동력 침대(kinetic bed)에 누워있는 부동(immobilized) 자세를 취하였다. 그리고 작업치료사가 평가하는 8분 동안은 앉은 자세를 유지할 수 있었으나 그 이후에 얼굴이 창백해지며 어지러움과 메스꺼움을 호소하면서 다음날로 평가를 미뤄줄 것을 요청하였다.

대상자는 작업치료 평가를 하는 동안 좌절하였고, 자신에게 화를 내었으며 혼란스러워했다. 대상자는 척수손상으로 인한 완전 사지마비가 의미하는 것을 이해하지 못하는 듯 보였고, 주변 사람을 포함한 의료진조차도 대상자가 걸을 수 있을지, 자녀와 놀아줄 수 있을지, 아내를 안아줄 수 있을지 말해주지 않았다고 분노를 표출했다. 대상자의 재활치료 목표는 경수 5번 척수손상 수준에서 기대되는 기능적 결과에 모두 도달하는 것이다. 앞으로 의학적 문제나 합병증이 나타나지 않는다면, 그의 예상 입원 기간은 2주다.

질 문 Question

1. 대상자는 어지러움과 메스꺼움으로 인해 작업치료평가를 완료할 수 없었던 상황이었다. 차후 작업치료 목표와 계획(OT treatment plan)을 세우기 위해 추가로 필요한 평가 영역은 무엇입니까?
2. 대상자의 사례에서 작업치료사의 역할은 구체적으로 무엇입니까?
3. 대상자의 손상 수준에서 완전한 기능(F+ 이상)을 하는 상지(UEs) 근육은 무엇이고, 가능한 움직임들(예를 들면 어깨 굽힘, 팔꿈치 굽힘)은 무엇입니까?
4. 대상자의 상지 근력(MMT)을 평가할 때 자세는 무엇입니까?
5. 대상자의 재활치료 목표에 도달하기 위해 고려되어야 할 문화적 요인(cultural factors)은 무엇입니까?
6. 척수손상 환자의 목숨을 위협하는 심각한 의학적 긴급 상황은 어떠한 것이 있으며, 그것의 증상(symptom)과 대처(해결)방법은 무엇입니까?
7. 기립성 저혈압(orthostatic hypotension)의 발생원인 그리고 증상(symptom)은 무엇이며 작업치료실에서 훈련하는 상황에서 대상자에게 이 증상이 나타났을 때 작업치료사는 어떤 조치를 취해야 합니까?
8. 대상자에게 기립성 저혈압이 발생하였다면, 작업치료사는 보호자에게 어떠한 대처방법을 교육할 수 있습니까?
9. 기립성 저혈압과 감별해 내야 할 척수손상 합병증으로 무엇이 있습니까?
10. 대상자의 손상 수준에서 아래와 같은 일상생활활동(ADL)의 기대되는 기능적 결과는 무엇입니까?
    - 호흡
    - 먹기
    - 목욕하기
    - 휠체어 추진
    - 옷입고 벗기
    - 침상에서의 이동
    - 침대/휠체어 이동

11. 2주간의 입원기간 동안 대상자는 자조관리(self-care) 중 어떤 종류의 활동을 우선 훈련해야 합니까? 왜 다양한 자조관리 활동 중 이 활동을 선택했습니까?
12. 대상자의 손상 전 직업은 건설현장 안전관리요원으로 재활치료를 마친 후 성공적으로 직업에 복귀할 수 있다고 생각합니까? 그 이유는 무엇입니까?
13. 경수 5번 척수손상인 대상자에게 필요한 스플린트는 무엇이며, 그것의 목적 그리고 스플린트 착용 스케쥴은 구체적으로 무엇입니까?
14. 대상자에게 적합한 휠체어 처방(prescription)은 무엇인지 구체적으로 휠체어 유형(수동, 전동), 좌석 시스템, 조정(control) 방법 그리고 필요한 옵션들은 구체적으로 무엇입니까?
15. 왜 대상자는 작업치료평가 당시 이완성 마비(flaccid paralysis)처럼 보였습니까? 이러한 이완성 마비가 척수손상에서 일반적인 증상입니까? 앞으로 대상자는 경직(spasticity)형으로 진행될 것으로 예상됩니까?
16. 대상자의 약해진 상지근육의 근력 강화를 위해 구체적으로 어떤 작업치료 방법을 사용하겠습니까?
17. 침대에 누워 있는 동안, 대상자가 혼자서 할 수 있는 운동 프로그램은 무엇입니까?
18. 대상자가 집중치료실에서 치료받기 시작할 때 어떤 보조기기(adaptive device)를 제공해 줄 수 있습니까?
19. 작업치료사가 대상자의 앉기 균형(sitting balance) 향상을 위해 할 수 있는 훈련 방법들은 구체적으로 무엇이 있습니까?
20. 이동(transfer) 및 움직임(mobility) 훈련시 주의해야 할 사항은 무엇입니까? 작업치료 문서(documentation)에는 어떻게 기록해야 합니까?
21. 대상자의 장애에 대한 심리학적 적응 단계는 무엇입니까?
22. 외상성 손상을 입은 사람들의 일반적인 스트레스 대처전략(coping strategy)은 어떠한 것들이 있으며 회복에 미치는 영향을 무엇입니까?
23. 대상자의 심리적 문제에 대해 도움을 줄 수 있는 심리사회적 지지방법에는 어떠한 것들이 있습니까?
24. 대상자의 아내는 1년 동안 휴직 신청하여 남편을 전적으로 돌볼 계획으로, 이때 작업치료사가 관절 구축 방지를 위해 아내에게 해줄 수 있는 교육들은 무엇입니까?

25. 경수 5번 척수손상과 관련된 의학적 위험 요소들은 무엇이고 어떻게 예방하거나 대처할 것인가 그리고 누구누구에게 교육해야 합니까?

26. 척수손상의 의학적 상태에 대한 이해를 돕기 위해 아내, 그들의 가족들에게 작업치료사는 어떤 정보를 제공해 줄 수 있습니까?

27. 대상자가 발한, 불안, 안면홍조, 두통 및 오한을 호소하면 이것이 의미하는 것이 무엇이며 작업치료사와 보호자는 어떻게 조치를 취해야 하는가?

28. 작업치료실에서 훈련하는 동안, 대상자가 언제쯤 걸어서 퇴원할 수 있냐는 질문을 받았을 때 작업치료사는 어떻게 대답할 것인가?

29. 대상자는 감각과 움직임 모두 없던 사지가 점차 뻣뻣한 정도의 경직(spasticity)이 나타난다며 이 증상은 의학적 상태가 더 나빠지는 것이냐고 물어 왔다면, 작업치료사는 경직(spasticity)에 대해 어떻게 설명해야 할까요?

30. 대상자가 정해진 작업치료 시간에 치료실에 들어온 후 친척들이 병문안을 위해 작업치료실에 찾아왔고 쾌유를 위해 기도와 찬송가를 불러도 되냐고 질문 했을 때, 담당 작업치료사는 어떻게 대처해야 할까요?

31. 대상자는 사고 후 2주간 병원에 입원하는 동안 각종 검사와 작업치료 및 물리치료를 집중적으로 받았고, 현재 척수손상 전문 재활병원으로 퇴원을 앞두고 있는 상황에서 퇴원계획에 들어갈 내용으로 어떠한 것들이 있습니까?

MEMO

사 례 2

다음의 사례를 읽고 아래 문항에 적합한 답을 생각해 보시오.

- 성별 / 나이 / 이름 : 남/ 22세 / 신동민
- 진단명 : Traumatic Brain Injury, Rancho Los Amigos Level II

| 시나리오 |

대상자는 오토바이를 타고 도로를 주행하던 중 빗길에 미끄러지는 사고로 인해 TBI 진단을 받은 22살 남자다. 대상자는 사고 당시 의식이 없었으며 바로 구급차로 인근 대학병원에 이송되었다. 응급의료센터로 이송되어 곧바로 CT 및 X-ray 촬영, 기관절개술, 소변검사, 정맥검사를 받았고, 두개내압을 측정하였다. 대상자는 혼수상태로 세 개의 갈비뼈 및 늑골, 우측 대퇴골과 좌측 손목뼈가 골절된 상태였다. 검사 후 대상자는 중환자실로 옮겨졌으며 다른 특별한 병력은 없었다.

대상자는 럭비선수로 활동하고 있는 체육학 전공의 대학생이었다. 초등학교 3학년부터 운동을 시작했으며, 집에서 부모님과 함께 생활하고 있었다. 합숙훈련 및 전지훈련을 할 때에는 숙소에서 모든 일들을(빨래, 설거지 등) 스스로 수행하고 있었고 적극적이고 활발하며 외향적인 성격이었다. 합숙훈련을 하지 않을 때는 집에서 부모님과 함께 머물면서 대학교 수업을 듣고 운동 및 훈련을 지속적으로 하는 생활을 하였다. 대상자는 2남 1녀 중 막내로 부모님 중 아버지는 회사원이고 어머니는 가정주부로 두 분 모두 종교생활을 하면서 주말에 교회에서 자원봉사 활동을 규칙적으로 하고 있었다. 형과 누나는 모두 결혼하여 독립하여 생활하고 있었다. 형은 같은 도시에서 살고 있으며 부인과 2명의 자녀와 살고 있고, 누나는 인근 다른 도시에서 남편 및 1명의 자녀와 살고 있다. 가족 및 형제들 간에 관계가 좋아 자주 만나서 식사를 하거나 함께 여행을 다니곤 했다.

대상자는 사고 전 매우 사교적이고 외향적인 성격이었다. 운동을 좋아해서 럭비 외 등산, 패러글라이딩, 다이빙 등 여러 스포츠 활동들을 하였고 운전 및 오토바이 타는 것을 즐겼었다. 대상자는 쾌활하면서도 리더십을 가지고 있어 사람들과 함께 어울리는 것을 좋아하였고 교우관계 및 동료관계 역시 매우 좋았다. 여자친구는 현재 없으며, 담배는 운동 때문에 피우지 않지만 술은 가끔씩 마시는 편이었다.

대상자의 부모님이 그의 주 보호자이며 재활치료를 도와주고 있고, 가족 및 형제, 친구들 모두 대상자가 회복될 수 있도록 정서적, 사회적 지지를 제공하고 있다. 대상자의 재활치료팀은 신경과 전문의, 중환자실 간호사, 물리치료사, 작업치료사, 언어치료사로 구성되어 있었다.

| 작업치료평가 |

대상자는 사고 발생 후 1주일이 경과된 후 여전히 중환자실에 입원한 상태였지만, 의학적으로 안정된 상태였기 때문에 작업치료평가를 받게 되었다. 작업치료사가 평가 전 대상자의 의무기록을 확인한 결과, 대상자는 frontolateral cortex의 국소적 손상이 관찰되었고, 사고 당시 혼수상태였던 것으로 기록되어 있었다. 작업치료평가 당시, 대상자의 Rancho Los Amigo Levels은 level 2였다. 대상자의 자발적 눈의 깜박임은 가끔씩 나타났고, 골절 때문에 좌측 상지와 우측 하지에 깁스를 하고 있었다. 좌측 상지와 우측 하지의 근긴장도가 중간 정도로 증가된 상태였고, 수동적으로 머리를 움직이면 근긴장도가 증가되면서 대칭성 긴장성 경부반사(STNR) 및 비대칭성 긴장성 경부반사(ATNR), 긴장성미로반사(TLR)와 같은 비정상적 원시반사들이 관찰되었다. 큰 소리나 날카로운 자극에 반응을 보이고, 빠른 신체의 자세 변환과 같은 움직임에는 강직이 나타났다. 얼굴 찡그림과 이갈이가 관찰되었다.

질문 Question

1. 대상자의 문제점 및 강점은 무엇인가?
2. 대상자의 중재 목표는 무엇인가?
3. 중재 목표 달성을 위해서 가족을 포함시킬 것인가? 포함을 시킨다면 어떻게 참여시킬 것인가?
4. 당신은 대상자의 가족에게 작업치료를 어떻게 소개할 것이며 어떤 교육을 제공할 것인가? 치료를 위해 재활팀 구성원들과는 어떻게 협력할 것인가?
5. 대상자의 의학상태를 고려하였을 때, 작업치료 동안 대상자에게 발생 가능한 문제들은 무엇이며 어떻게 대처할 것인가?
6. 대상자가 회복단계에서 발생할 수 있는 응급상황들은 무엇인가?
7. 대상자의 치료를 위해 보조기구나 병실 환경을 수정해야 하는가? 그 이유는 무엇인가?
8. 대상자의 병실 환경 수정을 위해 어떤 물품을 집에서 가지고 올 것을 제안할 것인가?
9. 대상자의 손상 수준과 Ranchos level을 고려하였을 때, 신경근골격 영역에서 치료의 우선순위는 무엇인가?
10. 대상자의 머리 자세는 긴장도에 어떤 영향을 미치는가?
11. 대상자의 경직을 가능한 한 억제하기 위하여 침대에서 어떤 자세를 취하도록 할 것인가?
12. 대상자의 상지와 하지의 증가된 근긴장도를 조절하기 위하여 필요한 보조기기가 있는가?
13. 대상자가 자세유지 보조도구에 적절하게 반응하는지를 어떻게 평가할 수 있는가?
14. 어떤 종류의 감각자극을 대상자에게 제공할 것인가? 그 이유는?
15. 대상자의 가족은 작업치료사의 감각치료를 어떻게 도와줄 수 있는가?
16. 감각치료를 위해서 대상자의 집에서 가져와야 할 물건이 있는가? 그렇다면 이유는 무엇이며 어떤 물품을 가져와야 하는가? 필요하지 않다면 그 이유는 무엇인가?
17. 대상자가 당신의 감각치료에 반응하는지를 어떻게 알 수 있는가?
18. 당신은 대상자 가족의 심리사회적 니즈를 어떻게 중재할 것인가?
19. 외상성 뇌손상 환자 및 가족을 위한 지원 및 지지를 제공하는 기관이나 제도를 소개할 수 있는가?

20. 병원에서 두부손상 및 급성기 환자 치료를 위한 환자/가족 교육용 팸플릿을 요청할 시, 이를 개발할 수 있는가? 어떤 내용을 포함할 것인가?

21. 대상자의 왼쪽 팔에 부드럽게 쓰다듬기 자극 및 진동자극을 제공하는 치료 도중에, 대상자가 발작(seizure)을 보이기 시작한다면 어떻게 대처할 것인가?

22. 대상자가 Ronchos Level 3으로 진전되었다면 감각자극의 부위 및 자세 취하기(positioning)는 어떻게 변화시킬 것인가?

23. 대상자의 일부 원시반사들이 통합되기 시작하였다. 어떤 유형의 신경근육 활동들을 사용할 것인가, 또한 어떤 유형의 움직임들을 시도하고 격려할 것인가?

24. 퇴원 시점에 대상자의 Ronchos Level은 3으로 진전되었다. 당신은 대상자의 부모에게 이 시점에서 앞으로 대상자가 보일 행동들은 무엇인지를 어떻게 설명할 것인가?

25. 대상자 부모님은 경제적 이유 때문에 병원을 퇴원하여 가정에서 대상자를 돌보려한다. 대상자의 가족이 받을 수 있는 지원 서비스는 무엇이며, 어떻게 서비스를 제공받을 수 있는지 설명할 수 있는가? 당신은 대상자의 경우처럼, 경제적 비용 부담 때문에 병원으로부터 입원을 거부당하는 것에 대해 윤리적으로 어떻게 생각하는가?

26. 대상자의 부모를 위해 Ranchos Levels 3,4에 적합한 홈 프로그램을 작성한다면 어떤 프로그램을 계획할 수 있는가?

27. 대상자가 집에서 지낼 때 대상자의 방은 어떻게 환경을 조성하는 것이 좋은가? 부모에게 어떻게 제안할 것인가?

28. 대상자가 추후 지역사회 내 재활서비스를 받게 될 것을 가정하여, 다음 기관의 작업치료사가 대상자가 급성기 치료 병원에 머물렀던 동안 일어난 일들을 알 수 있도록 퇴원기록을 작성할 수 있는가?

MEMO

사 례 3

다음의 사례를 읽고 아래 문항에 적합한 답을 생각해 보시오.

- 성별 / 나이 / 이름 : 남 / 63세 / 박병태
- 진단명 : 오른쪽 뇌반구 손상으로 인한 편측무시를 동반한 왼쪽 편마비

| 시나리오 |

대상자는 오른쪽 중대뇌동맥(middle cerebral artery)의 허혈성 손상으로 인한, 편측무시를 동반한 왼쪽 편마비 증상을 보이는 63세 남성이다. 평소 고혈압과 당뇨병을 앓아왔으며, 2년 전 말이 어눌해지고 왼쪽 팔다리에 마비증상과 더불어 깨질듯한 두통을 호소하여 지역의료기관의 응급실로 내원하였다. 이후 허혈성 뇌졸중(ischemic stroke)으로 진단받고 약물치료와 급성기 재활치료 후 의학적으로 안정되어, 발병 3주 후 보다 적극적인 재활치료를 위하여 재활전문병원으로 전원하였다.

발병 전 대상자는 매우 활동적인 사람이었다. 30년 이상 우편배달원으로 종사하였으며, 은퇴 이후 아내와의 여행을 즐겨하며 최근 새로 이사한 전원주택의 안팎을 꾸미는데 열중하였다. 대상자는 재활치료를 열심히 받아 다시 여행을 시작하고 집안 꾸미기를 자유롭게 할 수 있기를 희망하고 있다.

대상자가 거주하는 주택은 텃밭이 딸린 마당과 더불어 현관을 오르는 5개의 계단이 있는 단층 주택이다. 발병 전 운전을 했으며 1주일에 한번씩 아내와 10분 거리의 마트에서 정기적으로 장을 봐왔다. 주차장은 집안에 별도로 없으며 대문 밖 넓은 공터에 주차를 하곤 했다.

대상자는 아들이 한 명 있는데 차로 두 시간 거리의 다른 도시에 있으며 왕래를 자주 하는 편은 아니다. 또한 새로 이사한 탓에 동네 주민들과 두루 알지는 못하고 이웃한 몇몇 집들과 친분을 유지하는 정도이다. 아내와의 금슬은 매우 좋은 편으로 아내는 항상 집안 살림을 불평없이 전담하는 편이었다.

대상자는 현재 재활병원에서 작업치료, 물리치료, 언어치료를 받고 있으며, 빠르게 회복하여 집으로 돌아갈 수 있기를 고대하고 있다.

| 작업치료평가 |

대상자는 책을 읽거나 작은 물체를 볼 때 돋보기를 사용할 뿐, 전반적인 청력과 시력에는 문제가 없었다. MVPT-III 결과 전경-배경(figure-ground)과 공간관계(spatial relations)에서 시지각적 문제를 보이는 것으로 나타났다. 또한 좌/우 구별의 어려움(right/left confusion)과 극심한 왼쪽 무시를 보였다. 끊임없이 왼쪽에 있는 물체들과 부딪혔으며 자신의 왼쪽 신체도 인식하지 못하였다. 또한 대상자는 인지적으로 집중력, 이해력, 판단력의 저하를 보였다.

대상자는 오른손잡이였으며, 감각 평가를 통해 확인한 결과 대상자는 환측에 대한 입체지각(stereognosis) 손상과 더불어 촉각, 압각, 통각, 고유수용성감각, 운동감각의 저하를 보였다. 관절가동범위 평가에서 오른쪽은 모든 관절이 정상범위로 움직였으나 왼쪽 상지의 경우 AROM의 저하를 보였으며, 근력 약화로 인한 왼쪽 상하지의 움직임 제한도 관찰되었다. 대상자의 왼쪽 상지의 PROM은 어깨 굽힘이 85도, 벌림 70도, 팔꿈치 굽힘이 100도로 나타났다. 또한 손목과 손의 PROM은 정상범위 안에 있었지만 손가락과 손목의 근긴장도가 항진되어 있었다. 대상자의 구체적 왼쪽 상지의 AROM은 다음과 같다: 어깨 굽힘/폄: 0도~50도, 모음/벌림: 0도~45도, 안쪽 돌림: 0도~5도, 바깥쪽 돌림: 0도~15도, 팔꿈치 굽힘/폄: 0도~60도, 뒤침: 0도~15도, 엎침: 정상범위, 손목 폄: 0~10도, 손목 굽힘: 0~45도, 손가락 굽힘: 정상범위의 1/4 정도, 손가락 펴는 힘은 약했다. 또한 물건을 집고 유지할 수는 있었지만 증가된 근긴장도 때문에 물건을 놓을 수는 없었다.

대상자의 static standing balance와 static sitting balance는 good grade 이상을 나타냈으나, 동적인 움직임에서는 sitting과 standing balance 모두 저하되어 있었다. 상지와 목, 체간의 근긴장도는 적절했지만 하지는 약간 저하된 근긴장도를 나타냈다. 왼쪽의 협응 능력은 fine motor와 gross motor 모두 손상된 것으로 나타났다.

ADL평가에서도 대상자는 좌-우 구별에 어려움을 나타냈다. 특히 옷 입기 동안에 굉장히 어려움을 보였다. 앞뒤를 구별하는 것을 특히 어려워했고, 목을 넣는 구멍에 팔을 넣는 등의 양상을 보였으며 대부분의 옷 입기에 최대의 도움을 필요로 했다. 목욕을 할 때에도 대상자는 몸의 왼쪽을 완전히 무시하는 경향을 나타냈으며, 욕조의 왼쪽의 물체에도 주의를 기울이지 않았다. 목욕을 완료하기 위해서 수많은 구두적 지시(verbal cue)와 신체적 도움을 필요로 했다.

보행능력을 확인한 결과 부족한 균형능력으로 인해 워커(walker)를 필요로 했으며, 워커의 도움을 받아 최소한의 도움으로 이동(ambulation) 가능했다. 하지만 보행시 문턱이나 벽의 모서리 등 안전에 대한 주의를 기울이지 않았기 때문에, 실제 건물 안을 이동할 때에는 중등도의 구두적 지시를 필요로 했다. 또한 옮겨 앉기나 자세전환(transfer) 에서도 중등도의 도움을 필요로 했다. 대상자의 MBI 점수는 49점이었다.

대상자는 쾌활한 성격으로 병동의 직원들이나 같은 병실 사람들과 매우 좋은 유대관계를 유지하고 있었다. 하지만 대상자는 스스로에게 치료실의 그 많은 치료들이 왜 필요한지 이해하지 못하고 있었으며, 아내에게 당장 퇴원하자고 종용하는 경우가 잦았다. 아내는 분명히 치료가 필요한데도 남편의 이러한 반응에 어떻게 대꾸해야 할지 모르겠다고 치료사에게 어려움을 호소하였다.

대상자와 그의 아내는 얼른 대상자의 증상들이 호전되어 집으로 돌아가 다시 전원생활과 취미생활을 시작할 수 있기를 원하고 있다. 치료를 빠르게 마무리 짓고 뇌졸중이 생기기 이전처럼 활력적으로 생활할 수 있기를 기대하고 있다.

질 문 Question

1. 대상자의 현재 증상을 통하여 가정내 수단적일상활동(IADL)에서 예측되는 어려움을 설명하라.
2. 치료적 중재를 제공할 때, 대상자의 강점은 무엇이고 이는 어떻게 치료에 이용될 수 있는가?
3. 대상자와 그의 아내의 의견을 고려한 Long-term goal은 무엇이며, 어떤 구체적 Short-term goal의 수립이 가능한가?
4. 대상자의 편측무시 증상을 확인할 수 있는 평가도구에는 어떤 것들이 있는가?
5. 대상자에게 적용가능한 FOR은 무엇이며, FOR에 따른 구체적 치료법을 제시하라.
6. 대상자에게 반드시 가르쳐야 하는 안전관련 교육에는 어떤 것들이 있는가?
7. 대상자의 보다 안전한 가정내 생활을 위하여 필요한 환경개조나 보조도구에는 어떤 것들이 있는가?
8. 대상자의 상기 증상들을 통해 퇴원 후에도 자가운전이 가능한가? 가능하다면 어떤 부분들이 고려되어야 하는가?
9. 대상자의 자조활동(self-care)의 문제로서 다루어진 것은 무엇이며, 문제적 증상의 원인은 무엇인가?
10. 대상자의 보다 독립적인 목욕을 위해서 고려해야 할 것들은 무엇인가? 어느 정도의 신체적, 구두적 cue가 필요할 것으로 예상되는가?
11. 당신은 대상자의 일상생활 수행수준을 높이기 위하여 어떠한 영역에서 어떤 보조도구를 추천할 것인가?
12. 대상자가 ADL을 수행하는 동안 나타내는 왼쪽 무시를 어떻게 다룰 것인가? 어떤 종류의 치료 활동을 사용할 것이며, 대상자의 환경을 어떻게 세팅할 것인가? 바깥에서의 ADL활동 역시 생각할 수 있겠는가?
13. 대상자에게 보이는 실행증의 유형은 무엇인가? 또한 어떻게 그 증상을 완화할 수 있겠는가?
14. 대상자는 가끔씩 조식으로 토스트와 계란후라이를 만들곤 했다. 퇴원 후 이러한 활동을 지속할 수 있겠는가? 가능하다면 어떤 고려들이 필요한가? 가능하지 않다면 그 이유는 무엇인가?
15. 대상자의 여가활동과 관련하여 어떤 활동들을 치료실에서 중재에 포함시킬 수 있겠는가?

16. 대상자의 신체기능 증진을 위하여 활용가능한 FOR에는 어떤 것들이 있는가?

17. 신체적 기능 중재를 위한 활동들을 나열하고, 회복 단계에 따른 활동의 우선 순위를 제시하라.

18. 대상자의 신체기능 증진을 위해 필요한 것은 촉진인가, 억제인가? 선택에 따른 구체적 치료 기법은 무엇인가?

19. 대상자에게 적용가능한 과제 중심 활동(task oriented activity)은 무엇인가?

20. 대상자의 왼쪽 상지 AROM이 모든 동작에서 15도 회복됐다고 했을 때, 기존에 가능하지 않던 활동 중에 가능해지는 활동은 어떤 것들이 있는가?

21. 대상자에게 스플린트가 필요하겠는가? 필요하다면 어떤 종류가 필요할 것인가? 스플린트 착용을 위한 스케줄은 어떻게 짜줄 것인가?

22. 대상자에게 스플린트가 필요하지 않다면 그 이유는 무엇인가?

23. 대상자는 자신의 질병에 대해 어떻게 생각하고 있는가? 관련된 용어는 무엇인가?

24. 대상자에게 치료적 중재를 적용할 때 사용 가능한 심리적 지지기법에는 어떤 것들이 있는가?

25. 대상자의 아내에게 보호자 교육이 필요하다면, 어떤 내용을 포함시킬 것인가? 구체적 내용은 무엇인가?

26. 치료사인 당신은 대상자의 병실 ADL을 확인하기 위하여 병실을 방문했고 침상에 오르려고 애쓰고 있는 대상자를 발견했다. 대상자는 다리 한 쪽을 침대 난간에 걸치고 있었고, 나머지 왼쪽 다리를 마저 올리려 하고 있었다. 이 때 당신은 어떻게 할 것인가?

27. 당신은 커피를 평소 즐겨 마셨던 대상자에게 치료실에서 인스턴트커피 타는 법을 가르치고 있다. 대상자는 가스레인지를 켜고 주전자를 가져와 수도꼭지를 틀어 물을 받기 시작했다. 물을 받는 도중 싱크대에서 스펀지를 발견한 대상자는 스펀지를 집어들어 싱크대와 싱크대 주변을 닦기 시작했다. 대상자는 가스레인지와 주전자를 완전히 잊었고 청소를 하는 10분 동안 내내 물을 틀어두었다. 이러한 행동의 원인이 무엇이라고 생각하는가? 당신의 어떻게 다시 대상자의 주의를 환기시킬 것인가? 실제 주방 활동에서 무엇을, 어떻게 중재해주어야 할 것인가?

28. 당신은 대상자가 옷을 입을 때 옷 입기에 관한 순서카드를 주고 그대로 따라하도록 가르쳤다. 하지만 오늘 대상자는 옷 입기 할 때 순서카드를 찾지 않았다. 그 결과로 병실을 막 나서려는 대상자는 팬티만 입고 있는 중이다. 당신은 대상자가 옷을 잘 입도록 하기 위해 어떤 치료적 기법을 보완할 것인가?

29. 기능적인 이동을 하는 동안 대상자는 워커를 사용해서 보다 원활하게 이동할 수 있게 되었다. 하지만 여전히 왼쪽에 있는 물체들(문틀, 침대, 변기 등)과 부딪히고 있다. 편측무시 증상을 완화하기 위하여 보다 더 적극적인 중재법은 없겠는가?

30. 대상자는 3개월 후 집으로 퇴원했다. 현재 옷 입기와 목욕하기에 있어서 순서카드를 활용하여 수행 가능하지만 여전히 감독과 지시를 필요로 한다. 또한 대상자는 왼쪽 상지를 이용하여 물체를 잡고 유지할 수는 있지만 대동작 및 소동작 협응은 여전히 부족한 상태이다. 또한 왼쪽 무시 증상을 여전히 보이고 있으며, 이를 보상하는 것에도 어려움을 느끼고 있다. 당신은 추가적으로 대상자의 일상생활 수준을 높이기 위하여 어떤 중재를 제공할 수 있겠는가?

31. 대상자의 아내는 퇴원 전 당신에게 남편의 퇴원 후 생활을 위한 주의사항을 알려달라고 요구해왔다. 무엇을 교육하겠는가?

32. 대상자의 아내는 퇴원 후 외래로 치료실에 들러 당신에게 다음부터는 요양보호사가 대상자를 대동하고 병원을 들를 것이라고 말했다. 더불어 요양보호사에게 대상자와 함께 병원을 방문하는데 따른 주의사항을 알려달라고 부탁했다. 어떤 내용을 요양보호사에게 알려줄 것인가?

MEMO

사 례 4

다음의 사례를 읽고 아래 문항에 적합한 답을 생각해 보시오.

- 성별 / 나이 / 이름 : 여 / 30세 / 이현수
- 진단명 : T3에서의 SCI 완전 손상. + Fx.

| 시나리오 |

대상자는 척추 T3 레벨이하에서의 SCI 완전 손상으로 인해 양측 하지가 완전 마비된 30세의 여성이다. 그녀는 또한 오른쪽 정강이뼈와 종아리뼈 그리고 오른쪽 proximal radial, ulna 부분의 골절도 같이 진단받았다.

그녀는 겨울에 친구들과 같이 스키장에서 스키를 타다 급경사 구간에서 뒤로 크게 넘어졌다. 넘어진 후 다시 일어나려고 했지만 양쪽 다리가 움직이지 않았고 감각 역시 없음을 알게 되었다. 그녀는 사고 전 S전자 서비스 센터에서 근무하였으며, 침실 하나, 화장실 하나가 있는 임대 아파트에서 직장동료와 함께 살고 있었다. 그녀는 여가시간에 친구들과 여행을 자주 다니고 특히 스키 타는 것을 좋아했다. 그녀는 사고 이전 신체적, 인지적인 문제가 전혀 없었으며 긍정적인 성격을 가진 건강한 여성이었다.

사고 이후 그녀의 어머니가 매일 간병을 하였으며, 다른 가족들 역시 그녀가 입원한 재활병원을 매일 방문하였으며, 직장동료들과 친구들도 매우 지지적이었다. 그녀는 직장으로 복귀하는 것을 목표로 재활치료에 열정적으로 임하였으며, 치료사들에게 더 많은 치료를 해서 회복되게 해달라는 말을 자주 하였다. 그녀는 작업치료, 물리치료, 간호, 사회적 영역에 관한 평가를 받게 될 것이다.

| 작업치료평가 |

평가를 받기 위해 그녀는 어머니의 도움을 받아 등받이가 있는 가볍고 단단한 접이식 휠체어를 타고 작업치료실로 내려왔다. 휠체어 바닥에는 욕창방지 쿠션이 있었으며, 아래쪽 몸통을 지지하기 위해 벨트가 착용된 상태였다. 그녀의 오른쪽 상지는 full-arm cast를 하고 있었고, 오른쪽 하지는 먼 쪽 발가락부터 무릎까지 cast를 하고 있었다. 그녀는 평가에 협조적이었으며, 말하기를 좋아하고, 동기 부여되어 있었다. 사고 이후 감정 변화 정도에 대해 물어

보았을 때 “초기에는 걷지 못한다는 사실에 우울증이 있었지만, 시간이 지나면서 괜찮아졌다”고 응답했다. 그녀는 인지, 지각 기능 손실이 없었으며, 시각적, 청각적 결함이 없었다. 우세손 역시 오른손이었다. 운동 및 감각 평가는 매트에 누운 자세로 진행되었다. 운동기능은 목의 굽힘, 폄, 왼쪽 어깨 굽힘, 폄, 외전, 내전기능, 팔꿈치 굽힘, 폄, 아래팔 엎침, 뒤침, 손목 굽힘, 폄이 가능하였으며, 왼쪽 손의 주먹쥐기, 엄지손가락 내전, 외전이 가능하였다. 그러나 오른쪽 상지는 움직임이 제한되어 있어서 충분히 검사 받지 못하였으며, 가슴 중앙 이하 체간근을 포함한 하지는 능동적인 움직임이 상실되었다. 그녀의 왼쪽 상지는 정상적인 근력을 가지고 있었고, 오른쪽 상지 근력은 충분히 평가 받지 못하였다. 상지 감각은 몸통 중앙 윗부분에서는 온전한 감각을 가지고 있었으며, 몸통 중앙 아래부분에서는 감각이 손상되어 있었다. 오른쪽 상지와 하지 부분은 cast를 착용하였기 때문에 정확한 평가가 어려웠다.

신체 여러 곳에 멍과 찰과상이 있었으며, cast를 한 오른쪽 상지 어깨 부위에 간헐적으로 통증을 호소하였다. 그녀는 등받이 없이 매트에 앉은 자세가 약간 불균형적이었으며, 올바른 자세로 변경하여 유지하기 위한 상지 및 몸통근력이 부족하였다. 휠체어에서 매트로 이동하거나 매트에서 휠체어로 이동할 때 슬라이딩 보드를 사용하였으나, 오른쪽 상지의 cast 착용으로 인해 양손을 사용하여 체중지지가 어려웠으며, 몸통 아래 부분의 근력 부족으로 인해 중등도의 도움을 받아 이동하였다. 일상생활에서 식사를 할 때 비우세손인 왼손으로 숟가락질을 하여 음식을 섭취하였으며, 반찬뚜껑을 열 때는 도움이 필요하였다. 목욕을 할 때는 등받이가 있는 목욕의자에 기대어 왼손으로 얼굴, 손, 가슴, 말단 부위를 독립적으로 씻을 수 있으나, 등, 엉덩이, 다리를 씻을 때는 완전한 도움이 필요하였다. 상·하의를 입을 때는 완전한 도움을 요청하였다. 그녀는 사고 이후로 소변을 볼 때 카테터가 필요했고, 방광 기능을 자제할 수 없었다. SCIM에서 자조 기술은 60점 만점에 36점, 이동은 40점 만점에 5점을 받았다.

그녀는 당장이라도 치료를 시작하고 싶어 했으며, 재활의 목표를 “직장으로의 복귀”라고 이야기하였다.

질 문 Question

1. 대상자의 목표를 들었을 때 가장 우선적으로 해결해야 할 문제 영역은 무엇인가요?
2. 대상자의 강점은 무엇인가요?
3. 목표를 충족시키기 위해 그녀의 강점과 치료계획을 어떻게 통합시킬건가요?
4. 대상자를 위한 단기목표(Short term goal)는 무엇인가요?
5. 대상자를 위한 장기목표(Long term goal)는 무엇인가요?
6. 대상자의 상태를 보았을 때, 당신이 대상자에게 교육시켜줄 수 있는 안전사항은 무엇인가요?
7. 병실과 치료실에서 고려해야 할 안전사항은 무엇인지 각각 적으세요.
8. 치료를 적용하기에 앞서 고려해야 할 내용은 무엇인가요?
9. 대상자가 직장에서 독립적으로 생활하기 위해 어떤 보조기들을 적용시키는 것이 좋을까요?
10. 대상자는 독립적으로 옷을 입길 원합니다. 어떤 보조도구들을 사용할 수 있을까요?
11. 대상자는 "나는 여기 치료받으러 온거지, 놀러온게 아니에요"와 같은 말을 하며 병원에서의 레저 활동들에 참여하는 것을 거부하였습니다. 당신은 이와 같은 말에 대해 어떻게 생각하나요?
12. 병원에서 재활치료를 받는 동안 어떤 보조도구들을 활용하여 대상자의 독립성을 증진시킬 수 있나요?
13. 대상자가 직장에서 최적화적으로 기능하기 위해 필요한 보조도구들은 어떠한 것들이 있나요?
14. 대상자의 독립적인 이동을 위한 보조도구로 휠체어를 맞춤 제작하려고 합니다. 휠체어를 제작할 때 필요한 평가 요소를 설명하시오.
15. 대상자의 균형 문제에 초점을 맞추어 치료 단계에 대해 설명하시오.
16. 대상자가 그녀의 오른팔에 깁스를 하고 있는 동안 상지 상태에 초점을 맞추어 치료 단계에 대해 설명하시오.
17. 사고 8주 이후 붕대를 제거한 후 상지치료를 대상자에게 적용하려고 할 때 중요한 점을 설명하시오.
18. 대상자는 사고에 대해 어떻게 대처하였나요?
19. 대상자가 가족과의 관계에 있어 사고가 어떤 영향을 끼쳤나요?

20. 대상자가 직장에 복귀하였을 때 대상자가 겪은 사고가 미래에 직장동료들과 어떤 새로운 문제들을 초래할 것인가?

21. 대상자가 우울증이 아직 남아 있다면 우울증 완치를 위해 어떤 문제점들이 해결되어야 할까요?

22. 대상자와 그녀의 가족들이 SCI 흉부 단계에 대해 받아야 하는 교육은 무엇인가요?

23. 대상자가 가정 혹은 직장으로 복귀했을 때 대상자와 가족들에게 어떤 내용을 교육시켜야 하나요?

24. 당신은 대상자에게 물리치료사와 협동 치료를 제공하고 있습니다. 대상자는 여전히 하지에서 AROM이 나타나지 않지만 그녀의 앉는 밸런스나 몸통 근력이 향상되었습니다. 대상자는 물리치료사에게 그녀가 생각하기에 언제 걸을 수 있게 되는지를 물어보았습니다. 물리치료사는 그녀의 말을 못들은 것처럼 행동하였고, 그녀는 당신에게로 몸을 돌려 질문하였습니다. 당신은 어떻게 대답할 것인가요?

25. 대상자는 치료 도중 둔부 쪽에 욕창이 발생되었다는 것을 알게 되었습니다. 이 문제를 해결하기 위해 어떻게 해야 하나요?

26. 대상자는 직장에서 컴퓨터를 사용하여 독립적으로 사무업무를 처리하기를 원했습니다. 이러한 목표를 어떻게 성취하도록 도와줄 것인지 설명해보시오.

27. 근무지의 팀원들은 그녀가 작업치료를 마칠 때쯤 방문하였습니다. 팀원들은 지금까지의 업무성과들과 실적에 대해서 이야기하면서 자랑했습니다. 그녀의 심정이 어땠을까요? 당신은 어떻게 말해줄 것인가요?

28. 대상자는 병원을 떠나기 전에 장과 배뇨 부분을 조절할 수 있기를 원했습니다. 카테터는 제거되었지만, 그녀는 여전히 운동과 감각 영역의 소실 때문에 항상 조절하지 못합니다. 당신은 그녀가 조절 목표를 달성할 수 있게 하기 위해서 어떻게 도와줄 것인가요?

29. 대상자는 곧 집으로 갈 계획입니다. 당신은 대상자가 지역사회로 돌아가기 전 어떤 변화에 도움을 주기 위해 질문을 할 것인가요?

30. 대상자가 직장으로 돌아가길 원합니다. 대상자가 다시 일을 할 수 있을 때까지 얼마나 걸릴 것으로 예상하나요?

31. 대상자가 근무지로 돌아가기 전, 준비가 되어 있어야 하는 것은 무엇인가요?

32. 대상자의 아파트는 현관문의 턱이 높고, 화장실 내부 공간이 휠체어가 360도 회전하기에 충분하지 않습니다. 대상자가 퇴원 후 아파트로 돌아가기 전에 아파트 환경을 어떻게 변화시킬 건가요?

33. 대상자는 보건소에 있는 작업치료실을 외래로 다니면서 재활을 지속할 계획입니다. 당신은 작업치료사에게 어떤 작업활동을 추천할 건가요?

MEMO

사 례 5

다음의 사례를 읽고 아래 문항에 적합한 답을 생각해 보시오.

- 성별 / 나이 / 이름 : 여 / 39세 / 김나연
- 진단명 : 외상성 뇌손상 – Ranchos Level 5

| 시나리오 |

대상자는 등산 중 낙상 사고로 외상성 뇌손상으로 진단 받은 39세의 여성이다. 대상자는 남편과 두 아이들(10세 아들, 9세 딸)을 데리고 강원도에 있는 치악산으로 가족여행을 갔다. 등반 도중 대상자는 한쪽으로 중심을 잃고 나무에 부딪치면서 50m 아래로 떨어졌다. 떨어지는 동안 대상자의 머리는 암반 및 나무에 여러 번 부딪혔다. 대상자는 등산 중 보호장비를 착용하고 있지 않았다. 대상자의 가족은 119에 신고를 하였고 소방대원들은 10분 내에 현장에 도착하였으며 의식을 잃은 대상자를 발견했다. 대상자는 지역 병원으로 이송되었으나 이송된 병원에서는 대상자를 치료할 수 있는 의료장비 및 의료진이 없어 소방 헬리콥터를 이용하여 대상자의 머리 손상을 치료할 수 있는 큰 병원으로 이송되었다. 대상자는 몇 주 동안 사고난 지역에서 가까운 병원에서 급성 환자 집중치료를 받았다. 이 후 대상자는 가족들의 방문이 용이하도록 대상자의 집에서 가까운 재활병원으로 옮겼다.

사고가 있기 전에 대상자는 유치원에서 아이들을 가르치는 유치원 선생님이었으며, 대상자는 본인의 업무와 관련된 작업수행 영역에서는 어려움이 없었다. 또한 대상자는 그녀의 초등학생 딸의 학교에서 녹색 어머니 활동을 참여하며 봉사를 하였다. 대상자는 가족들과 함께 단독주택 형태의 2층짜리 집에 살았다. 대상자의 남편은 중소기업에 인사담당 과장으로 일하고 있으며 사고 이후 바로 대상자와 병원 근처에 머물기 위해 장기간 휴가를 내었다. 그는 직장에서 수입이 높지 않아 아내의 수입 없이는 생활할 수 있는 여건이 되지 않아 생활비 걱정을 하고 있다. 또한 대상자는 상해보험 및 의료실비보험에 가입되어 있지 않아 병원비의 부담을 갖고 있다. 대상자의 가족과 대상자는 병원에서의 재활치료는 6주 동안 실시한 후에 퇴원할 계획을 가지고 있다. 대상자는 현재 작업치료, 물리치료, 언어치료, 사회복지, 간호 전문가들에게 치료를 받고 있다.

| 작업치료평가 |

작업치료 평가결과 대상자는 Rancho Los Amigo 인지기능 단계는 5단계인 혼란, 부적절, 흥분되지 않은 상태로 측정되었으며, Glasgow Coma Scale은 14점으로 mild 수준으로 측정되었다. 외상 후 기억상실증(post-traumatic amnesia)은 30분으로 경미(mild)한 상태였다. 대상자는 간단한 지시에만 반응하였으며, 매우 주의가 산만하고, 단기기억력이 좋지 않았다. 또한 새로운 과제를 훈련할 시에 한 단계에서 다음 단계로 넘어가는 것에 어려움을 가지고 있었다. 대상자는 감각, 시각, 청각에는 문제가 없었으나, 공간 관계(spatial relations), 범주화(categorization), 공간에서의 위치(position in space)에서의 지각 과정에서 문제점이 나타났다.

대상자의 상지 근긴장도(muscle tone)는 약간(mild)에서 중간 단계(moderate)로 증가되어 있었으며 왼쪽 보다 오른쪽 상지가 좀 더 심한 상태를 나타냈다. ROM 측정 결과 상지 PROM(passive range of motion)은 왼쪽 상지의 경우 위팔(shoulder) 굽힘(flexion)은 0~80도, 가쪽 돌림(external rotation) 0~45도, 안쪽 돌림(internal rotation) 0~70도이며 오른쪽 상지는 위팔(shoulder) 굽힘(flextion) 0~115도, 가쪽 돌림(external rotation) 0~65도, 안쪽 돌림(internal rotation) 0~75도, 수평 벌림(horizontal abduction) 0~40도, 수평 모음(horizontal adduction) 0~ 90도로 측정되었다. 이외의 PROM은 모두 정상으로 측정되었다. AROM(active range of motion)은 양쪽 상지 모든 항목에서 정상범위의 1/2보다 낮게 측정되었다. 또한 대상자의 몸통(trunk) 근긴장도(muscle tone)는 약간(mild) 증가된 상태였으며 하지의 경우는 중간(moderate) 단계로 근긴장도가 증가되어 있었다. 대상자는 몇몇 원시반사(primitive reflex)를 보였으며 특히 비대칭성 긴장성 목 반사(ATNR [Asymmetric Tonic Neck Reflex])가 나타났다. 또한 평형(equilibrium) 및 정위 반응(righting reaction)이 감소되었다. 양측 협응(coordination)의 경우 상지의 톤 증가로 인해 수행이 어려웠다. 대상자의 사고 이전의 우세손은 오른손이었다.

대상자는 휠체어를 사용한 이동 및 일상생활에서의 모든 이동(transfer)에서 최소한의 신체적인 도움 및 언어적 큐가 필요하며, 현재 걸을 수 없는 상태이다. 또한 모든 일상생활 활동(ADL) 수행시에 신체적(physical) 및 인지적(cognitive) 손상으로 인해 중간 단계(moderate)의 도움이 필요하다. 현재 대상자는 본인의 문제점에 대해 본인 스스로 인지하고 있으며, 가족과 아이들을 무척 그리워하고 있다. 가족이 방문했을 시에 밝은 모습을 보이나 가족이 돌아갔을 시에는 기분이 처지는 모습을 보여 약간의 우울증 증상을 보이고 있다. 대상자는 모든 과제를 수행할 시에 시작하는데에(initiation) 어려움을 보이고 있다. 대상자 자신의 치료 목표는 병원을 퇴원하여 집으로 돌아가는 것이며, 보호자인 남편의 치료목표는 대상자가 집에 돌아갈 수 있는 충분한 신체적 및 인지적 능력을 가지는 것과 아이들을 돌보고 운전할 수 있는 것이었다.

질 문 Question

1. 제시된 작업치료평가 결과를 보고 대상자 문제점(problem) 리스트를 작성하고 대상자와 보호자인 남편이 원하는 목표를 기초하여 치료 목표의 우선순위를 정하시오.
2. 본문의 내용을 토대로 대상자의 장점에 대해 서술하시오.
3. 문제 1의 문제점 리스트에 기초하여 대상자의 장기목표(long-term goal)와 단기목표(short-term goals)를 작성하시오.
4. 대상자의 인지기능수준을 고려하였을 때 환자 중심의 목표(goals client-centered)를 설정하는 방법에 대해 서술하시오.
5. 치료계획 수립시에 대상자의 가족과 같이 수행할 수 있는 과제에 대해 서술하시오.
6. 대상자의 재활치료시에 필요한 다른 구성원(물리치료, 언어치료 등)의 역할은 무엇인지 서술하시오.
7. 대상자에게 발생할 수 있는 사고를 예방하기 위한 안전 지침에 대해 서술하시오.
8. 대상자의 안전사고를 예방하기 위해 다른 직원들과 협력해야 되는 사항을 설명하시오.
9. 대상자의 운동, 인지, 지각, 대인관계형성의 문제점들을 고려할 때 대상자의 자조관리 수행시에 사용할 수 있는 방법들에 대해 서술하시오.
10. 대상자는 현재 세팅된 상황에서 휠체어를 타고 싱크대에서 이를 닦고 손과 얼굴을 씻을 수 있다. 목욕하기(batining)/꾸미기(grooming) 수행 방법에 대해 서술하시오.
11. 대상자가 현재 상태에서 사용할 수 있는 일상생활 보조도구는 종류는 무엇이며, 어떻게 사용하는지에 대해 설명하시오.
12. 만약 당신이 대상자와 부엌활동을 하기를 원한다면, 대상자가 수행할 수 있는 부엌활동은 무엇이며 어떠한 방법으로 수행할지에 대해 설명하시오.
13. 대상자가 현재 상태에서 수행할 수 있는 집안일에 대해 서술하시오.
14. 대상자가 현 상태에서 여가활동을 하기를 원한다면 적용가능한 여가활동의 종류를 제시하고, 그 이유는 무엇인지 설명하시오.
15. 현재 보호자인 남편은 대상자가 집에 돌아올 것을 고대하고 있다. 대상자가 일상생활활동을 수행할 시에 도움이 될 만한 가정환경 수정에 대해 제시하고, 그 이유를 설명하시오.

16. 대상자가 현 상태로 집안에서 휠체어를 사용할 경우 필요한 가정환경 수정에 대해 설명하고, 기억력을 높일 수 있는 보조도구에는 어떤 종류가 있는지 제시하시오.

17. 대상자의 경우 현재 대근육(gross-motor) 와 소근육(fine-motor) 활동을 위한 협응(coordination)이 손상되었다. 대상자에게 적절하게 앉는 자세에 대해 설명하고, 적절하게 앉은 자세가 협응에 중요한 이유를 설명하시오.

18. 대상자를 적절히 앉은 자세를 취한 후에 대상자의 상지의 근긴장도를 정상화시키기 위한 치료 방법은 무엇이며, 상지의 어떤 부위를 먼저 치료할지에 대해 설명하시오.

19. 대상자의 근긴장도를 정상화시키기 위한 기능적 치료활동에 대해 설명하시오.

20. 물리치료와 작업치료는 근긴장도를 정상화시켜 작업수행이 가능하도록 하는 치료이다. 본인이 생각하는 근긴장도를 정상화시키는 물리치료와 작업치료의 다른점에 대해 설명하시오.

21. 대상자의 Ranchos 수준을 고려할 때 대상자의 인지적 손상을 치료하기 위해 사용될 수 있는 목적있는 치료활동은 무엇인지 서술하시오.

22. 대상자의 현재 상태에서 인지적 손상을 보상하기 위한 대처 방법은 무엇이며, 그 이유를 설명하시오.

23. 대상자는 작업치료 중 그녀의 치료과정에서 쉽게 좌절한다. 이 문제점을 해결하는 방법은 무엇인지 설명하시오. 또한 대상자의 가족이 방문했을 시에 대상자는 가족들에게 자주 화를 낸다. 이러한 상황에 대해 대상자의 가족에게 어떻게 설명할 것인가? 이를 최소화시킬 수 있는 방법에 대해 설명하시오.

23a. 사고로 인해 발생한 대상자의 역할인 엄마와 배우자로서 바뀌어진 역할에 대해 설명하고 이러한 변화를 해결할 수 있는 방법에 대해 설명하시오.

24. 대상자의 인지기능이 Ranchos 수준이 5단계로 발전했다. 대상자는 피로할 때 휠체어가 필요하며, 그렇지 않은 경우에는 감독하에 네발 지팡이가 필요하다. 대상자가 집으로 돌아갔을 시에, 대상자의 가족에게 어떤 안전 문제를 교육할 것인지에 대해 설명하시오.

24a. 외상성 뇌손상환자와 그 가족을 위해 지원될 수 있는 서비스에 대해 서술하고 그 중 하나를 추천한다면 그 것이 무엇인지, 또한 추천한 이유에 대해 설명하시오.

25. 대상자는 치료시간에 처음 작업치료사와 샤워를 할 때 매우 혼란스러웠으며 샤워를 수행하는 동안 매우 짧은 집중력을 보여 수행에 어려움이 있었다. 이럴 경우 대상자가 좌절하지 않고 성공적으로 샤워를 수행하기 위한 적절한 방법에 대해 설명하시오.

26. 대상자는 사고전 항상 셔츠, 블라우스, 자켓, 딱맞는 슬랙스, 나일론, 그리고 매력적인 신발과 같은 최신 스타일의 옷을 입어왔다. 대상자가 편하게 입는 옷은 캐쥬얼한 스웨터와 바지, 편안한 신발이었다. 보호자인 남편은 집에서 어떤 옷을 가져와야 할지 궁금해했다. 남편 박씨가 이러한 질문을 한다면 어떻게 대답할 것인가? 또한 그 대답에 이유를 설명하시오.

27. 대상자는 세명의 여자 환자와 꾸미기(grooming) 그룹에 있다. 대상자는 시작 5분 정도는 잘 참석하지만, 그 후로는 대상자가 나가도 되는지 물어본다. 만약 그것이 허락되지 않는다면 다른 여성과 얘기한다거나 그룹 활동을 방해한다. 이 그룹 활동은 대상자의 치료계획의 일부분이며 대상자는 꼭 참석해야 한다. 이럴 경우 어떻게 대상자의 행동에 대처할지 설명하시오.

28. 매번 대상자의 아이들이 그녀를 방문했을 때 대상자는 이 갑갑한 병원에서 자신을 꺼내달라고 요청하며 눈물을 흘린다. 또한 대상자의 자녀들이 작업치료에 왔을 때 작업치료가 제대로 이루어지지 않는다. 만약 치료에 사용되는 인지 활동인 간단한 게임, 페그보드로 진행된다면 대상자의 자녀들과 같이 치료에 참여시킬 수 있는 방법에 대해 서술하시오.

29. 대상자는 며칠 동안 보호자인 남편과 함께 집을 다녀왔다. 대상자가 집에 돌아왔을 때 대상자는 자신의 방임에도 이를 기억하지 못했다고 말한다. 보호자인 남편은 대상자가 재활치료를 통해 회복되었는지에 대해 확신을 하지 못하고 있다. 이럴 경우 당신은 보호자인 남편에게 어떻게 설명할 것인가?

30. 만약 대상자의 인지기능 단계가 6단계나 7단계 였다면 재활병원에서 어떤 치료 서비스를 제안했을지에 대해 서술하고, 5단계와 다른점은 무엇인지 설명하시오.

31. 대상자가 퇴원할 시에 어떤 종류의 추가적인 치료 서비스를 추천할 것인가? 외래재활 및 가정재활에 대한 치료의 효과에 대해 서술하고, 이유는 무엇인지 설명하시오.

32. 대상자가 퇴원할시에 퇴원 계획서를 작성하시오(유의 사항 및 가정에서 할 수 있는 재활 훈련 등).

MEMO

사 례 6

다음의 사례를 읽고 아래 문항에 적합한 답을 생각해 보시오.

- 성별 / 나이 / 이름 : 남 / 67세 / 박정식
- 진단명 : Parkinson's Disease

| 시나리오 |

대상자는 65세 때 파킨슨 병을 진단 받았고, 추가적으로 백내장과 고혈압을 진단받았다. 대상자는 부인과 함께 1층 단독 주택에 살고 있다. 그는 대학에서 철학을 가르치다 은퇴했으며, 인터넷을 통해서 대상자가 가르치던 학생들이나 대학 동료들과 연락하면서 많은 시간을 컴퓨터를 하면서 보내고 있다. 그리고 대상자는 전문적인 학술지와 책을 출판하기 위해 컴퓨터 작업을 계속하고 있다. 또한 여가활동으로 여행과 독서를 하고 있다.

대상자는 일상생활활동 기술(목욕, 화장실 처리기술, 옷 입는 기술, 먹는 기술 등)과 기능적 상태를 평가받고, 치료계획과 목표를 논의하기 위해 작업치료실에 의뢰되었다.

대상자는 양손에 떨림이 있어 손을 사용하는데 어려움을 호소하였고, 강직으로 인해 잡은 물건을 놓는 것이 어렵고 활동을 오래 지속할 수 없었다. 이로 인해 컴퓨터 사용이나 운전에 대한 자신감도 없어졌다.

| 작업치료평가 |

작업치료 초기평가에서 대상자는 치료에 협조적이고 적극적으로 보였다. 하지만 부인은 대상자가 최근들어 활동들에 대한 흥미가 없고 역할 상실에 대해 걱정을 한다고 보고하였다. 대상자는 감각과 인지기능은 정상이었지만, 백내장으로 인한 저시력을 보였다. 전체적으로 관절가동범위는 강직으로 인해 약간 감소하였으나, 근력은 전체적으로 good grade 이상이었다. 대상자의 양 상지의 협응능력이 감소하여, 움직임 속도가 느렸다. 또한 양 상지의 기도진전(intention tremor)은 부자연스러운 행동을 할 때 증가하고 이로 인해 기능적인 행동을 하는 동안 우세손인 오른팔을 쓰는 게 어려웠다.

대상자는 대부분의 일상생활활동을 독립적으로 할 수 있으나, 화장실 사용이나 목욕을 하기 위해 화장실과 욕조로 드나드는데 넘어질 위험이 높아 부인이 약간 도와주었다. 목욕을 할

때 목욕의자에 앉아 바디스폰지로 상체는 닦을 수 있지만 몸을 굽히기 어려워 하체를 닦는 것은 부인이 도와주었다. 그리고 옷을 입을 때 옷을 천천히 입고, 잠금장치(단추, 지퍼, 넥타이 등)와 양말 및 신발신기는 시간이 오래 걸려서 부인이 도와주었다. 대상자는 차려진 음식을 식사도구와 컵을 이용해 스스로 먹을 수 있지만, 손의 떨림으로 인해 시간이 오래 걸렸다. 다양한 음식을 삼키는 데는 아직 문제가 없지만, 노력이 많이 요구되는 활동을 할 때 가끔 침을 흘리는 경우가 발생해서 당황한 경우도 있다.

대상자는 실외에서는 지팡이를 잡고 이동하지만 집에서는 주로 가구나 벽을 잡고 움직인다. 일어섰다가 앉을 때 가까이에 있는 의자나 침대를 잡고 하며, 가끔 그냥 아무렇게나 털썩 주저앉기도 한다. 부인은 대상자가 균형잡기에 어려움이 있어서 넘어져 다치진 않을까 걱정하며, 안전하게 이동하길 원한다.

질 문 Question

1. 대상자의 평가결과에 기반한 주요 문제점을 쓰시오.
2. 현재 대상자의 질병진행단계에서 중재목표를 쓰시오.
3. 대상자의 기본적인 일상생활기술을 향상시키기 위해 필요한 보상적 전략을 쓰시오.
4. 대상자가 가정내에서 안전하게 이동하기 위해 필요한 가정환경 수정 방법을 쓰시오.
5. 대상자의 질병단계에서 신체기능과 관련된 목표와 중재방법을 설명하시오.
6. 대상자의 질병적 특성을 고려할 때, 심리사회적인 문제를 해결하는데 도움이 되는 전략을 쓰시오.
7. 파킨슨병이 퇴행성 신경학적 질병임을 고려할 때, 대상자의 다음 질병진행단계에서 식사활동과 관련해 발생할 것으로 예상되는 문제와 중재방법을 설명하시오.
8. 대상자의 안전한 이동을 위해 제안할 수 있는 보조도구를 쓰시오.
9. 대상자의 직업과 관련된 활동을 위한 작업치료 중재방법을 쓰시오.

MEMO

사 례 7

다음의 사례를 읽고 아래 문항에 적합한 답을 생각해 보시오.

ㅁ 성별 / 나이 / 이름 : 여 / 79세 / 최말순
ㅁ 진단명 : Alzheimer's disease

| 시나리오 |

대상자는 알츠하이머(Alzheimer's disease)치매 진단을 받은 79세 여성이다. 과거 병력으로는 심부정맥 혈전증(deep vein thrombosis), 고혈압(hypertension)과 천식(asthma)을 가지고 있고 알츠하이머 진단을 받은 직후 재활병원에서 6개월 째 생활하고 있다. 대상자가 생활하고 있는 곳은 전문재활병원으로 뇌졸중, 알츠하이머, 혈관성 치매, 외상성 뇌손상 등 다양한 질환의 환자들이 입원해 있는 시설이다. 대상자는 현재 1대1 개인 간병서비스를 받고 있으나, 보호자들은 환자의 상태 호전을 위해 최대한 재활병원에 입원할 계획으로, 입원해있는 기간 동안 발생되는 비용의 감소와 대상자의 독립성 증진을 위해 공동간병으로 전환하거나 또는 간병 없이 생활할 수 있기를 원하고 있다. 퇴원 시 재활프로그램이 없는 요양시설로 옮길 가능성이 높고, 상태가 좋아질 것이라는 확신이 없기 때문에 재활병원에 있는 동안 대상자의 삶을 질 증진을 위해 도움을 최소한으로 받게 하면서 최대한 오랜 기간 대상자 스스로 활동을 할 수 있도록 하는 것이 대상자의 가족들의 바람이다.

대상자의 첫째 딸은 주말(토・일)에만 방문한다. 딸은 대상자를 병원 외부로 데리고 나가 산책을 시켜주고 다른 가족들의 안부를 전해주거나 성경책을 읽어 준다. 또한, 주말을 이용해 목욕을 시켜준다. 대상자는 병원 내에서만 바퀴가 있는 팔걸이 4발 워커를 사용하여 혼자 걷기가 가능하다. 딸은 대상자가 걷기 외에 안전한 범위에서의 목욕을 스스로 할 수 있는 능력이 남아있길 원한다.

대상자는 병원 내 거의 모든 치료 프로그램(작업치료, 물리・운동치료, 기타 레크레이션 프로그램)에 참여한다. 스스로 스케줄을 인지하고 참여하지는 않지만, 간병 또는 주위 환자, 간호사 등의 도움으로 시간에 맞추어 참여할 수 있다. 대상자는 기존에 알고 있던 친인척, 가족, 매일 보는 간병, 치료사 등 자주 접하는 사람들에 대한 지남력은 유지되고 있다. 가족을 헷갈려 하지는 않지만 간호 직원들의 얼굴을 헷갈려 하며, 이름을 외우게 할 수 없지만 낯이

익은 사람을 보면 아는 척을 한다. 하지만, 치료실과 병실, 또는 다른 장소에 대해 학교 또는 안방 등 다른 장소로 알고 있는 경우가 많다. 대상자는 대화가 가능하다. 하지만, 장시간 지속이 어려우며, 대화 중 갑자기 부정, 불안정한 감정, 즉시 화를 내거나 적대감을 표시한다거나 하는 경우가 종종 발생한다.

대상자는 목욕을 할 때 간병의 도움을 받는다. 1:1 간병의 특성상 환자의 능력과는 별개로 거의 90% 이상의 도움을 받게 된다. 추후 공동 간병으로 전환하기 위해서는 간병의 도움을 줄이고 환자 스스로 할 수 있도록 해야 하기 때문에 대상자의 딸은 작업치료실로 목욕관련된 치료프로그램을 의뢰하였다. 간병에 의하면, 대상자는 목욕을 시작하기 전에 목욕에 필요한 도구를 스스로 모두 챙기지 못한다. 챙기는 듯 보이지만 빠뜨리는 용품이 더 많다. 욕실 수도의 찬물과 뜨거운 물을 구분하여 트는 것을 자주 실패하며 헷갈려 한다. 또한, 목욕 타월에 목욕 샴푸를 칠하는 것을 종종 잊는다. 보조도구에 의지하여 걷는 것이 가능하기 때문에 혼자 서서 비누칠을 하는 것에 대해 문제는 없지만 비누칠을 하는 것을 끝까지 마무리하지 못하며, 구석구석 꼼꼼히 하지 못한다. 또한, 중간에 다른 행동을 하는 경우도 종종 발생한다. 진행을 위해 중간 중간 계속 도움이 필요하며, 옆에서 구두 지시로 수행이 가능하다. 하지만 지속적으로 유지하지 못하며, 전체적인 진행이 수월하지 못하다. 간병은 대상자에 대하여 보이는 것보다 더 심한 인지적 손상이 있음을 느꼈다. 이 후 목욕에 대한 평가가 작업치료실에서 수행되었다.

| 작업치료평가 |

대상자는 혼자 서기가 가능하지만 허리와 등, 목 통증, 다리 근력 약화 등의 이유로 허리를 편 바른 자세로 장시간 서기 유지가 불가능하다. 서있을 때 자세는 가슴 쪽이 뒤로 휜 모양이 약 35도 증가되어 있고, 목 쪽과 허리 쪽에서도 약간 뒤로 휜 모양의 변형이 관찰된다. 가끔 휠체어를 탈 때의 자세 또한 척추후만증(kyphosis)이 있다. 보조도구를 이용한 걷기 시 35도-45도 정도 구부정한 상태로 걷는다.

대상자는 상지(팔꿈치, 어깨, 손목 등)의 정상범위 AROM을 가지고 있으며, 대상자의 근력은 F-/F-이다. 대상자의 대 근육 조절(gross-motor control)은 비정상범위로 가끔 통증으로 인한 LOM이 관찰된다. 미세 조절 협응 능력(fine-motor coordination)은 진행 속도와 조절에서 문제점이 관찰되지만, 대상자의 인지적인 상태(집중력 저하, 단기 기억력 저하 등) 때문에 제대로 평가하지 못한다. 대상자의 감각은 정상인 것으로 나타났다. 우세 손은 오른손이다.

인지적으로, 대상자는 장기 그리고 단기 기억 손상, 실행기능(executive functions) 감소를 보인다. 또한, 언어적 명령 – 잡으세요, 문지르세요, 잡고 닦으세요 등 – 2단계 이하의 지시를 따를 수 있다. 3단계 지시는 종종 성공한다. 발병 전 기존에 해오던 습관적인 행동 외에 새로운 정보를 학습하기 힘들다. 1가지 작업에 대해 약 5-7분 정도의 집중력 유지시간을 가지고 있다.

대상자는 목욕을 수행할 때 도움 받기를 원한다. 대상자는 목욕할 때 필요한 샴푸, 비누, 수건, 때 타월, 샴푸 타월, 목욕 바구니 등을 식별할 수 있다. 그러나 목욕을 하는 순서에서 어려움을 보이는 경우가 있다(예, 물로 적시지 않고 머리에 샴푸를 먼저 하는 것과 같은). 대상자는 샴푸를 타월에 짜는 것에 많은 어려움을 가진다. 바디 샴푸를 손바닥으로 눌러 타월에 짜내는 것을 10번 중 5번 정도는 실패를 한다. 대상자는 또한 바디 샴푸 타월을 몸으로 가져가 몸을 닦을 수 있지만, 닦는 도중 스스로 수행을 멈춰 중단되는 경우가 많다. 종종 샴푸 없이 머리를 감는다.

대상자는 타월을 주면 스스로 샴푸를 짜서 몸을 닦을 수 있다. 하지만 꼼꼼히 닦지는 못한다. 대상자는 또한 장시간 서서 목욕을 하는 데 어려움이 있다. 목욕 의자가 필요하지만 스스로 요구하지 않는다. 목욕을 마치면 수건으로 몸을 닦을 수 있다. 머리말리는 것을 종종 잊는다. 자세가 구부정하기 때문에 꼼꼼히 닦을 수 없다. 그것이 닦아야 하는 것을 알고도 안 닦는 것인지 손이 안 닿아서 못 닦는 것인지 알 수 없다. 목욕을 마무리하면 샤워 수도를 잠그기 위해 종종 지시가 필요하다.

대상자는 작업치료를 위한 자신의 목표를 말할 수 없다. 하지만 목욕할 때 어려움을 가지고 있다는 정도는 인지하고 있다. 대상자는 작업치료적 목적을 이해하지만 중요성에 대해서는 이해하지 못한 것으로 보인다. 목표와 계획된 작업치료 결과는 대상자의 딸과 현재 간병에 의해 설명되어지며, 목욕하기에 대한 목표를 반복적으로 인식시켰다.

질문 Question

1. 대상자의 문제점을 쓰시오.
2. 대상자의 장점은 무엇인가?
3. 대상자가 스스로 목욕을 하는 장기목표에 도달하기 위해 어떤 단기목표를 세울 수 있는가?
4. 대상자를 위한 빈도, 기간을 포함한 치료계획을 쓰시오.
5. 대상자의 척추후만증(kyphosis)으로 인해 발생될 수 있는 위험에 대해 모두 쓰시오.
6. 목욕하기 활동 시 발생될 수 있는 위험에 대해 모두 쓰시오.
7. 스스로 목욕하기에 대한 대상자의 작업치료 과정을 설명하시오.
8. 대상자의 목욕 기술의 향상을 위해 요구되는 기술은 무엇이 있는지 모두 쓰시오.
9. 대상자가 독립적으로 목욕을 할 수 있도록 치료사는 어떤 도움을 줄 수 있는가?
10. 대상자가 독립적으로 목욕을 할 수 있도록 필요한 환경수정은 무엇인가?
11. 대상자가 독립적으로 목욕을 할 때 필요한 보조도구는 무엇이 있는가?
12. 척추후만증(kyphosis)에 대한 자세 교정을 위해 필요한 조치에 대해 모두 쓰시오.
13. 대상자의 미세 조절 협응 능력(fine-motor coordination) 개선을 위해 무엇을 할 수 있는가?
14. 대상자의 대 근육 조절(gross-motor control) 개선을 위해 무엇을 할 수 있는가?
15. 대상자는 어떤 인지적 문제를 가지고 있는가?
16. 대상자는 어떠한 인지치료를 할 수 있는가?
17. 대상자의 인지치료 과정 중 사용될 수 있는 보상 전략은 무엇이 있는가?
18. 대상자가 스스로 목욕을 함에 있어 어떠한 정신학적인 영향이 있을까?
19. 보호자인 딸에게 알려줄만한 훈련법은 무엇인가?
20. 대상자가 작업치료를 받는데 있어 대상자의 딸은 어떤 역할을 하겠는가?
21. 대상자의 상태를 가족들에게 어떻게 설명할 것인가?
22. 보호자가 대상자의 독립적 목욕을 위해 어떤 것을 조언할 수 있겠는가?

23. 대상자는 작업치료 중재 이 후 목욕하기를 거절하기 시작했다. 치료사로서 당신은 무엇을 할 것인가?

24. 만약에 대상자의 상태가 많이 호전되어 퇴원하여 집으로 간다면, 스스로 목욕을 하기 위해 어떤 수정들이 필요하겠는가?

25. 당신은 대상자의 목욕 시 그녀의 개인 간병이 타월로 몸을 닦는 것을 도와주는 것을 보았다. 어떠한 조언을 할 수 있겠는가?

26. 대상자의 개인 간병은 계속 매일같이 그녀가 목욕할 때 계속 도움을 주고 있다. 이유는 무엇인가?

27. 대상자에 대한 작업치료는 언제 끝나는가? 대상자의 현재 독립적인 레벨을 유지하기 위해 당신은 무엇을 할 것인가?

28. 대상자가 독립적으로 목욕하기 능력이 다시 저하되지 않기 위해 어떻게 모니터할 것인가?

MEMO

사 례 8

다음의 사례를 읽고 아래 문항에 적합한 답을 생각해 보시오.

- ㅁ 성별 / 나이 / 이름 : 여 / 86세 / 김순녀
- ㅁ 진단명 : 알츠하이머 말기

| 시나리오 |

대상자는 86세로 전문요양시설에서 지낸지 5년이 되었다. 그녀는 알츠하이머병, 갑상선 기능 저하증, 골다공증이 있다. 남편은 더 이상 방문하지 않고 있다. 왜냐하면 남편도 나이가 많고 그녀가 남편을 알아보지 못하는데다 남편도 부인의 현재 상태를 보고 싶어하지 않기 때문이다. 남편은 지지적이고 시설이 요구하는 어떤 옷이나 비싼 물건(예, 좋은 침구류..)들도 공급할 것이다. 부부에게는 멀리 사는 딸이 한 명 있다, 하지만 딸은 부모님을 적어도 1년에 4번 이상 방문하며 전화도 자주한다. 현재 대상자는 병의 말기 상태이다. 그녀는 말을 못하며, 일상생활에서 모두 의존적이고, g-tube를 통해 먹고, 유치도뇨관을 사용하고 있고 이동하지 못한다. 대상자는 매일 침대에서 등받이와 발받침이 눕혀지는 안락의자로 옮겨진다. 그녀는 화분가꾸기와 고양이를 좋아했으며 신앙심이 깊었고 남편과는 매우 다정한 부부였다. 최근에 방문한 딸이 엄마의 컨디션의 악화로 인해 충격을 받았다. 그리고 몇 가지 문제들을 해결할 수 있도록 요청했다. 담당의사는 자세 잡기 요구와 구축의 관리, 감각 자극을 위해 작업치료를 의뢰하였다.

| 작업치료평가 |

작업치료에서는 자세 잡기 요구를 다루기 위해 대상자가 침대에 있을 때와 안락의자에 있을 때를 관찰하였다. 대상자는 눈을 뜨고 때때로 눈맞춤을 하지만 어떠한 명령이나 질문에도 반응하지 않고 아픈 자극이 느껴지면 신음소리를 낸다. 감각과 청각에 대한 검사는 완전하지 않다. 팔꿈치, 손목, 손가락에 구축이 있기 때문에 대상자의 AROM은 제한되어 있다. 대상자는 어깨를 수동적으로 100도 까지 올리면 통증으로 인한 신음소리를 낸다. 범위의 끝에서는 저항이 있다. 팔꿈치는 90도로 구축되어 있다. 손목은 45도 굽힘 자세로 구축되며 손은 주먹을 쥐고 있다. 구축은 수동적으로 20도 정도 스트레칭할 수 있으나 그 이상은 못한다. 상체

구축은 돌보는 이가 대상자를 씻기기 어렵게 한다. 대상자의 손은 제대로 씻을 수 없어서 악취가 난다. 대상자는 또한 하지 구축이 있다. 엉덩이 100도, 무릎 45도 굽힘과 발바닥 굽힘 35도로 구축되었다. 대상자의 무릎은 수동적으로 스트레칭하면 굽힘 60도까지 가능하다. 대상자의 엉덩이 내전근의 근긴장도가 높아져 있어서 씻기와 도뇨관 관리를 위해 다리를 벌리는 것을 어렵게 한다. 안락의자에서 자세 잡기가 어렵고 양쪽에 베개를 받쳐도 여전히 안락의자로부터 미끄러진다. 대상자는 내내 기울어져 눕혀 있지만 이것은 대상자의 목을 과신전시킨다. 대상자는 왼쪽으로 더 기댄다. 현재는 팔다리의 긴장으로 인해 씻고 옷입기를 위해 두 명의 간호 보조자가 필요하다. 대상자는 이동식 전동 리프트로 이동된다. 작업치료의 목표는 침대 안과 밖에서 대상자가 올바른 자세를 하는 것, 매일의 관리가 좀 더 쉽게 이루어지도록 PROM과 구축을 다루는 것, 그리고 감각 자극을 제공하는 것이다.

질 문 Question

1. 대상자를 위한 장기/단기 목표는 무엇인가?
2. 대상자의 문제 목록(problem list)을 적어보라.
3. 당신의 목표에 어떤 작업치료 이론의 틀을 적용할 것인가?
4. 대상자에게 PROM을 할 때 무엇을 예방해야 하는가? 왜 그런가?
5. 이동식 전동 리프트가 무엇이며, 그것을 어떻게 사용하는가?
6. 대상자의 과거 여가 흥미를 치료 세션에 어떻게 포함할 것인가?
7. 대상자가 자기관리가 의존적인데, 이 영역에서 작업치료의 역할은 무엇인가?
8. 대상자가 보행하는 것이 불가능하기 때문에 생기는 장기적인 부동 상태와 관련된 문제들은 무엇인가? 작업치료에서 이런 것들을 어떻게 다룰 것인가?
9. 대상자와 같은 의존적인 상태의 환자에게서 피부 손상을 어떻게 막을 수 있을 것인가?
10. 대상자의 손의 악취를 어떻게 해결할 것인가? 무엇이 이 냄새를 유발시키는가?
11. 대상자가 침대에 있을 때 올바른 자세를 유지하기 위해서는 어떠한 종류의 적응(adaptations)을 제안할 것인가?
12. 대상자가 침대 밖으로 나왔을 때 최선의 앉는 자세는 무엇인가?
13. 대상자가 침대 밖일 때 올바른 자세를 유지하는 것을 방해하는 주요 장애물들이 무엇인가? 다른 종류의 seating system을 추천할 것인가? 노인장기요양보험이 지원하는 품목을 우선적으로 고려하라.
14. 카탈로그를 보고 대상자가 침대 밖에서 자세를 올바로 유지시키는 것을 도와줄 자세 도구가 있는지 찾아보라. 도구의 가격은 얼마인가? 당신은 그것을 사겠는가? 당신이 생각하기에 그것은 돈을 지불할 만큼의 이익이 있는가?
15. 대상자는 많은 구축이 있다. 종합적인 재활프로그램에서 어떻게 각각의 구축을 해결하는가?
16. 구축의 문제에 스플린트를 이용하기로 한다면, 어떤 종류의 스플린트를 처음에 만들 것이고 왜 그런가?
17. 어떤 재료를 사용해서 스플린트를 만들 것인가?

18. 스플린트의 착용 스케줄은 어떻게 되는가?

19. 스플린트의 카탈로그를 보라. 만드는 대신 어떤 것을 구매할 것인가? 만드는 것을 대신해서 구매하는 것이 어떤 장점이 있는가? 왜 그 스플린트를 선택했는가?

20. 대상자가 바르게 눕거나 측면으로 누웠을 때의 최적의 자세를 묘사해 보라.

21. 대상자에게 PROM이 주는 이익이 무엇일까?

22. 대상자에게 매일 PROM을 얼만큼 자주 받도록 제안할 것인가? 누가 책임질 것인가?

23. 대상자를 위한 감각 자극 프로그램을 묘사해 보라. 누가 이 프로그램을 진행할 것이고 얼마나 자주 이루어질 것인가?

24. 대상자의 작업치료 계획에 관해 직원을 교육시키기 위해서는 무엇이 중요한가?

25. 이 교육 과정을 어떻게 시작할 것인가?

26. 대상자와의 PROM 동안, 어깨 ROM에서 "뚜둑"하는 약간의 관절음을 느낀다. 이 활동에서 대상자가 통증이 있는 듯이 신음소리를 낸다는 것을 알아차린다. 그리고 대상자는 전에는 그런 적이 없다. 어떤 일이 일어났다고 생각하는가? 어떻게 할 것인가?

27. 어느 날 당신은 대상자의 의자에서 자세 잡는 도구 하나가 없어진 것을 발견한다. 어떻게 할 것인가?

28. 숙련된 작업치료 서비스로부터 대상자를 퇴원시키려고 한다. 노인장기요양보험이 정기적으로 모니터링할 수 있도록 허용하는가? 만약 그렇다면 당신의 퇴원계획에서 얼마나 자주 모니터링 하도록 할 것인가? 모니터링할 수 없다면 스플린트와 자세 잡는 도구들을 사용하고 올바르게 사용되는지는 어떻게 보장할 것인가?

MEMO

사 례 9

다음의 사례를 읽고 아래 문항에 적합한 답을 생각해 보시오.

- 성별 / 나이 / 이름 : 여 / 53세 / 허재순
- 진단명 : Multiple Sclerosis

| 시나리오 |

대상자는 현재 53살로, 20년 전에 다발성 경화증(Multiple sclerosis)을 진단받았다. 최근에 악화되어 남편의 권유로 종합병원을 찾았다. 재활의학과 전문의는 병의 진행상황을 확인하고는 대상자가 집에서 일상생활활동을 안전하게 수행할 수 있을 지 걱정이 앞선다고 말했다. 의사는 대상자가 그동안 독립적인 활동이 가능했지만, 앞으로는 남의 도움 없이 생활하기가 더 힘들어질 것이라고 판단했다. 따라서 의사는 대상자의 상태를 명확하게 확인하기 위해 작업치료 및 물리치료 평가를 의뢰했다.

대상자는 남편과 도시에서 떨어져 있는 단독주택에 단둘이 살고 있다. 대상자의 남편은 대기업에서 은퇴한 후 작은 슈퍼마켓을 운영하고 있다. 혼자서 일하다보니 일하는 시간이 매우 많다. 대상자에게는 두 아들이 있는데, 대도시에서 대학교를 다니고 있다. 주말에는 종종 집으로 오곤 한다. 대상자는 초등학교 선생님으로 일하다가 3년 전에 은퇴했다. 은퇴 후 그 일이 대상자에게 매우 힘든 직업임을 깨달았다. 하지만 대상자는 학생들을 가르치는 일을 좋아했고, 현재는 그때의 일을 그리워하고 있었다. 강한 개성을 가진 대상자는 자기가 하고 있는 역할에 대해 자부심이 높았다. 대화를 할 때도 큰 목소리로 말했고, 매사에 늘 당당했다. 대상자가 앓고 있는 질환에도 완쾌할 수 있다고 100% 확신했다. 자신에게 독립적인 활동을 어렵다고 판단한 의사에 대해 과민반응이라고 생각했다. 대상자가 생각한 치료목표는 집에서 예전처럼 지내는 것이다.

| 작업치료평가 |

양어깨관절의 능동관절가동범위는 제한이 관찰되었으며, 결과는 다음과 같았다. : 굽힘(95°), 벌림(85°), 폄(15°), 바깥돌림(30°), 안쪽돌림(70°), 수평벌림(0°), 수평모음(50°). 어깨 외 팔꿉관절, 손목 및 손가락 관절의 능동관절가동범위는 정상범주 안에 속했다. 감각 평가 결과, 대상자의 손 감각이 매우 둔한 것으로 평가되었다. 그 외에 인지, 지각, 시각, 청각에는 별다른 문제점은 없었다. 대상자는 피로에 따른 고통을 호소했다. 종종 집안 청소를 하다가 피로해지

면 양손에 힘이 떨어져서 더 이상 지속하기가 불가능했다.

대상자는 보행보조기기 없이 안전하게 걷기가 어려웠다. 따라서 전완목발 보조기기를 이용해서 실내 이동이 가능했다. 하지만 보조기기 사용 시 대상자의 팔이 전완 목발에 너무 많은 체중을 싣는 것으로 관찰되었다. 그리고 목발을 오래 사용하여 목발팁 부분의 마모가 상당하였다. 보행주기를 분석한 결과, 모든 단계에서 어려움을 느꼈고, 걷는 동안 대상자의 양발 뒤꿈치를 바닥에 평평하게 딛지 못했다. 양발목의 발등굽힘이 불가능했기 때문이다. 엉덩이, 무릎 및 발목에서 과긴장 및 제한된 관절가동범위, 힘의 부족으로 매우 천천히 걸었다. 균형능력은 불안정했지만, 독립적으로 침대에서 의자로 이동하는 것을 수행했다. 서기균형(standing balance)은 목발을 지지하여 정적일 때는 안정적으로 관찰됐지만, 동적일 때는 불안정했다. 상대적으로 앉기균형(sitting balance)은 양호했다.

집의 각 방에는 문턱이 있었으며, 문턱 넘는 것이 불안해보였다. 두 아들이 종종 주말에 와서 머무는 방은 2층에 위치해있다. 작업치료사는 2층에 올라가는 수행과정을 요청했지만, 대상자는 거절했다. 종종 청소를 위해 2층에 올라간다고 말했다. 샤워하기 위한 이동방법을 보여주었는데, 대상자는 화장실 앞에 목발을 두고 문턱을 넘은 후, 화장실 내부 우측 벽을 손으로 지지했다. 그리고 한걸음씩 욕조가 없는 샤워기 쪽으로 다가갔다가 나왔다. "저는 늘 이런 방법으로 해왔지만 아직까지 문제는 없었어요." 라고 대상자는 말했다. 하지만 남편은 혹시 샤워를 하거나 화장실을 이용할 때 넘어지진 않을까 늘 걱정한다고 말했다.

대상자는 남들보다 빠르게 피로해지지만 피로해지기 전까지 최대한 많은 활동을 하려고 노력했다. 종종 빨래를 할 때 하루 종일 걸리기도 했다. 요리는 그전처럼 정교하게 하지는 못하지만 매일 아침, 저녁으로 남편을 위해 요리를 했다. 부엌은 가스레인지와 개수대는 가까이 있었지만 냉장고와는 멀리 위치해 있었다. 생선이나 빵을 구울 때 오븐을 활용하는데 매우 조심스럽게 사용하고 있다고 말했다.

대상자는 스스로 옷을 입고 벗을 수 있었지만, 양말과 신발을 신고 벗는 것은 어려웠다. 옷을 입는 데 소요된 시간은 30분 정도 걸렸는데, 그 과정은 매우 힘들어보였다. 대상자는 매일 멋있게 옷을 차려입는 것을 좋아했다. 코트와 가디건, 블라우스를 매치하여 입거나 롱원피스를 즐겨 입었으며, 팔찌 및 목걸이와 같은 액세서리를 치장하기 위해 종종 남편의 도움을 받았다.

단지 내에 대상자의 동생이 살고 있는데, 2주일에 하루 정도 집에 찾아와서 밑반찬을 해오곤 했다. 또 동생은 이따금씩 청소기를 돌려주었다. 하지만 대상자는 간단한 청소는 스스로 하겠다고 주장했다. 돈관리는 남편이 전적으로 맡아서 하고 있다. 대상자는 작업치료에 대해 회의감을 느끼며, 원하지 않는다고 말했다. 대상자의 목표는 독립적인 보행을 원했다. 목발 사용을 하지 않는다면 지금보다 편할 것으로 생각했기 때문이다. 대상자는 "내가 지금 하고 있는 것을 계속 하기를 원해요!" 라고 말했다.

질 문 Question

1. 대상자에게 있어서 작업치료의 의미를 설명해보세요.
2. 대상자의 LTG를 세워보세요.
3. 대상자의 작업치료 중재를 위해 STG를 세워보세요.
4. 대상자에게 작업치료를 제공한다면 방문빈도를 포함해서 치료계획을 세워보세요.
5. 대상자의 현재 일상생활활동에 있어, 고려해야 할 안전사항은 무엇일까요?
6. 대상자의 일상생활활동 중 부상을 예방하기 위해 바꿔야 할 것은 무엇일까요?
7. 대상자의 옷입는 활동을 더 쉽게 수행하기 위해 어떤 변화를 제안할 것인가요?
8. 샤워 수행에 있어 어떤 변화를 제안할 것인가요?
9. 대상자의 피로 관리를 돕기 위해 어떤 기술을 가르칠 것인가?
10. 대상자가 늦은 오후에 저녁밥을 준비하기에 너무 피곤하다고 느낀다면 어떤 대안을 제안할 것인가요?
11. 대상자가 안전하게 요리하기 위해 어떤 대안을 제안할 것인가요?
12. 대상자는 정원을 가꾸고 꽃을 돌보는 것을 그리워하고 있다. 대상자가 자신의 취미로 돌아가기를 호소하고 있습니다. 어떤 대안을 제안할 것인가요?
13. 대상자는 안락의자에 앉아서 글 읽는 것을 좋아하지만 신문지를 펴고 읽기를 힘들어합니다. 신문 읽기를 수행하기 위해 효과적인 방법은 무엇이 있을까요?
14. 대상자가 집에서 안전성과 독립성을 증가시키는데 좋은 보조기기는 무엇이 있을까요?
15. 보조기기 업체홈페이지 또는 카탈로그를 이용해서 이 보조기기들의 총 구입 예산을 예상해보세요.
16. 대상자가 보조기기를 구입하기 위해 쓸 돈이 400만원 밖에 없다면, 가장 필요한 게 무엇인지 우선순위를 매겨보세요.
17. 대상자의 환경을 바꾸기 위해 비용부담 없이 적응할 수 있는 방법은 무엇이 있을까요?
18. 대상자를 위한 집에서 할 수 있는 운동 프로그램을 계획해보세요.
19. 대상자의 양손에 감각결함을 어떻게 치료할 것인가요?

20. 대상자는 왜 처음에 작업치료를 받는 것을 꺼려했는가? 상지의 힘과 관절가동운동을 할 수 있게 추천해줄 수 있는 기능적 활동은 무엇일까요?

21. 당신이 방문해있는 동안, 하루는 대상자의 남편이 왔습니다. 그는 당신에게 어떻게 도와줄 수 있는지 물었다. 그때 대상자가 옆에서 "없어! 난 괜찮아. 이건 내 문제야!"라고 말했다. 그에게 당신은 어떤 말을 해줄 수 있을까요?

22. 당신이 대상자의 집에 방문했다. 그리고 대상자가 들어오라고 말을 했다. 그래서 당신이 주방으로 가니까 대상자가 한손으로는 빵을 들고 있고, 다른 한 손으로는 주방 싱크대를 짚고 균형을 잡고 있었다. 방금 구운 냄새가 나는 걸로 보아 한눈에 봐도 엄청 뜨거워 보였다. 안전을 위해 어떻게 주의를 시킬 수 있을까요? 여러 방법에 대한 리스트를 작성 후 대화시도 시 대상자의 반응을 작성해보세요.

23. 대상자에게 리스트를 말해준 후에, 대상자가 방어적으로 변하고 대상자는 감정적으로 "난 어린애가 아니에요!"라고 말했다면, 당신은 어떻게 대처할 것인가요?

24. 당신이 대상자의 집에 방문했을 때, 대상자는 온몸을 떨고 있었다. 대상자는 당신에게 30분 전에 쓰러진 후 방금 일어나서 의자에 앉았다고 했다. 대상자는 자신이 스스로 움직이지 못하는 것에 대해 "내 자신에게 너무 화가 나요!"라고 말했다. 또 "누구에게나 일어날 수 있는 일이에요!"라고 말했다. 당신은 어떻게 할 것인가? 대상자는 물리치료사와 남편에게 말하지 말아달라고 요청했는데, 당신은 어떻게 접근할 것인가?

25. 당신은 예정된 일정에 맞춰 대상자의 집에 방문했다. 하지만 초인종을 눌러도 대답이 없었고, 문은 잠겨있었다. 그전까지 대상자는 항상 문을 열어줬었다. 당신은 대상자가 또 쓰러져서 문을 열어줄 수 없는 상황이 아닐까 걱정이 되기 시작했다. 어떻게 하겠는가?

26. 대상자의 집에 찾아갔고 초인종을 눌러도 답이 없었지만 문은 잠겨있지 않았다. 당신은 대상자가 또 쓰러져 있을까봐 걱정이 되었다. 허가 없이 들어가겠는가? 들어갈지 여부와 이유를 설명하시오.

27. 당신은 인기척이 없는 대상자의 집 안에 들어갔을 때, 화장실 바닥에서 대상자가 쓰러져 있는 것을 발견했다. 대상자는 어깨에 통증을 호소하며 일으켜달라고 말했다. 어떻게 할 것인가?

28. 대상자가 이동 시 안전성을 향상시키는 방법은 무엇일까요? 만약 대상자가 혼자 이동한다면 더 안전한 방법은 무엇일까요?

29. 대상자는 당신의 작업치료 목표를 달성하여 작업치료를 종료하기 위한 계획을 가졌다. 그러나 대상자의 질환 특성상 향후 다시 중재가 필요할 확률이 높을 것으로 판단된다. 어떻게 대상자에게 작업치료 종료를 설명할까요?

30. 당신은 대상자가 다시 작업치료 중재가 필요하다는 것을 어떻게 예측했는가?

MEMO

사 례 10

다음의 사례를 읽고 아래 문항에 적합한 답을 생각해 보시오.

- 성별 / 나이 / 이름 : 여 / 65세 / 임경아
- 진단명 : Left Cerebrovascular Accident, Right Hemiparesis, Expressive Aphasia

| 시나리오 |

두달 전 오른쪽 얼굴이 처지는 것을 알게되어 입원하여 2주간 병원 치료 후에 재활병원으로 옮겨 6주간 치료를 받고 집으로 퇴원하였다.

서울의 작은 아파트에서 10년째 혼자 살고 있으며, 작은 식당을 운영하다가 5년전부터는 일을 하고 있지 않다. 두 명의 아들이 서울에 살고 있으며 주말마다 만나고 있었다. 부산에 여동생이 있어서 1년에 1~2번씩 동생의 집에 다녀오곤 했다.

병전에 매우 적극적인 성격으로 아파트 이웃 주민들과 자주 왕래하며 어울렸다. 산악회 모임에 참여하여 매달 산행을 다녔으며, 일주일에 한 번씩은 노숙자들에게 식사를 제공하는 봉사활동에 참여하였다. 그리고, 일주일에 3번씩은 근처 체육관에서 운동을 했으며, 가끔 손자들을 봐주곤 했다. 운전은 하지 못하고 대중교통을 이용하여 혼자 필요한 곳에 잘 다니고 있었다.

대상자는 내키지는 않았지만 6주간 재활치료 후에 집으로 퇴원하였다. 대상자는 회복이 덜 된 상태에서 넘어질까봐 걱정하고 있다. 가장 큰 걱정은 사람들을 다시 만나는 일이었다. 표현성 언어상실증으로 사람의 방문이나 전화 통화를 꺼렸다. 퇴원계획은 지역사회의 서비스를 받으며 집에서 안전하게 지내는 것이다. 이를 돕기 위하여 방문간호 서비스에서 필요한 도움을 제공하였다.

| 작업치료평가 |

대상자의 의식은 명료하나 표현의 어려움으로 MMSE-K를 평가하는 것이 어려웠다. 단어로 표현하는 것도 어려워하였다. 시각, 청각, 감각은 정상이었다. 집중력이 짧아 한 가지 과제를 수행할 때 지속적인 cue를 주어야 했으며 새로운 것을 배우는 것을 어려워하였다.

오른손이 우세손으로 오른쪽 어깨를 움직일 때 끝 범위에서 통증이 있고, 통증의 강도는

10점 만점에 4점이었다. 오른손에 약간의 부종이 있다. 오른쪽 어깨의 ROM이 감소되어 있다. 오른쪽 상지의 MMT는 P(-)~F(-) 정도로 물건을 움켜쥐지 못하고 쥐고 있는 자세를 유지하지 못하였다. 엄지와 검지, 중지와의 opposition만 가능하였다. 모든 손가락을 펴는 것은 가능하였다. 대상자의 왼쪽 상지는 AROM결핍이나 근력의 결핍은 가지고 있지 않았다.

오른쪽 발목-발 보조기(AFO)를 차고 quad cane을 이용하여 집안에서 독립적으로 돌아다닐 수 있다. 대상자는 침대에서 의자로 독립적으로 이동할 수 있다. 대상자는 또한 화장실 변기에 독립적으로 이동할 수 있다. 대상자의 정적인 균형은 좋으며(good), 동적 균형은 미흡(fair)하다. 목욕을 하기 위하여 샤워의자와 샤워용 고정 손잡이를 사용하고 있다.

잠은 침대를 이용하고 일어나고 앉는 것이 독립적으로 가능하다. 보조기구 없이 한손 기술을 이용하여 스스로 옷을 입을 수 있다. 아침에 일어나서 일상적인 일과를 하는데 쉽게 피로함을 느끼고 아침식사를 준비하는데 더 오래 걸렸다. 편의를 위해서 전자레인지를 이용하여 음식을 데워먹곤 한다. 음식 뚜껑을 여는데 어려움이 있으며 냉장고에서 물건을 꺼낼때도 어려움이 있었다.

모든 집안 관리에 도움이 필요하여 쇼핑, 빨래, 돈계산 등은 아들의 도움을 받고 있다.

대상자는 다시 예전처럼 혼자 집안일을 하고 사람들을 만나고 싶어했다.

질 문 Question

1. 대상자의 Problem list를 쓰시오.
2. 대상자의 strengths(강점)를 쓰시오.
3. 대상자의 long term goals과 short term goals은?
4. 대상자의 Plan을 작성하시오.
5. Plan을 실행하기 위한 대상자에게 적절한 치료 일정은(주당 치료 횟수, 시간 등)?
6. 대상자의 안전을 가장 고려해야 하는 상황과 그 이유는?
7. ADL활동에서 안전을 고려하기 위해 환경적으로 개선할 수 있는 것은?
8. 독립성이 낮은 ADL 영역은 무엇이며, 작업치료사로써 어떻게 중재할 것인가?
9. 방문간호 서비스가 어떤 영역에서 도움이 되겠는가? 그 이유는?
10. 당신의 치료계획은 방문간호 서비스가 필요하지 않도록 계획되어 있는가? 어떻게 줄여갈 것인가?
11. 의사소통의 어려움으로 인하여 인지평가를 수행하지 못하였다. MMSE-K를 수행할 방법은?
12. 주로 왼손을 이용하여 ADL을 수행하고 있다. 오른손의 기능을 향상시키기 위한 방법은?
13. 대상자는 주로 집에만 있고 나가지 않으려고 한다. 그 이유는 무엇이고 어떻게 해결이 가능한가?
14. 대상자의 독립성을 최대화 하기 위해 필요한 추가적 보조기구는 무엇인가?
15. 몇 주 후 대상자는 오른손의 손기능이 향상되어 크고 가벼운 물건을 쥐고 유지하는 것이 가능하게 되었다. 당신은 대상자의 치료계획에 어떤 것을 바꿔야 하나? 이유는?
16. 대상자에게 추가로 더 해볼 수 있는 평가는 무엇인가? 그 이유는?
17. 오른 팔의 부종과 통증을 관리하기 위해 당신이 제안해 줄 수 있는 것은 무엇인가?
18. 가정 운동 프로그램을 쓰시오. 왜 프로그램을 제안했는지에 대해 설명하시오.
19. 아프기 전 지역사회 봉사활동에 참여했으나 지금은 그렇지 못하다. 다시 참여하는 것이 적절한가?

20. 오른손의 기능이 완전히 회복되기를 바라고 있다. 정상적으로 다시 사용할 수 있게 될 것인지에 대해 물었다. 당신은 어떻게 답할 것인가?

21. 작업치료 서비스를 종료하기 위한 달성 수준은? 목표를 달성했을 때 환자가 계속 받기를 원한다면 어떻게 할 것인가?

MEMO

Occupational
Therapy
Case Study
Examples

제 4 장 정신사회적 질환

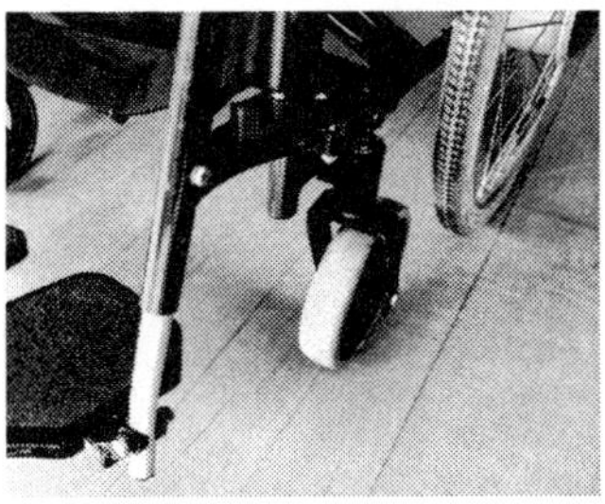
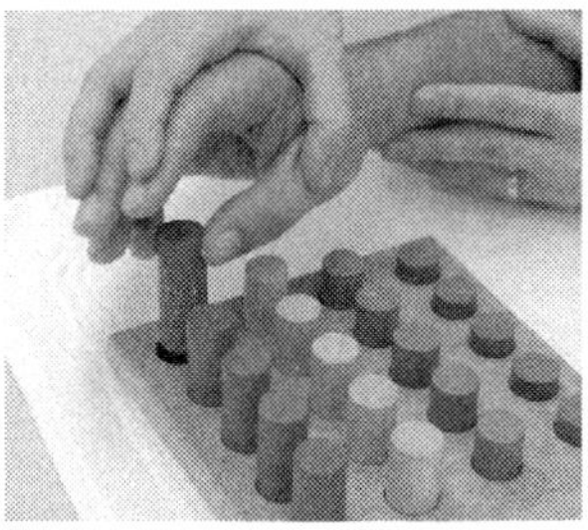
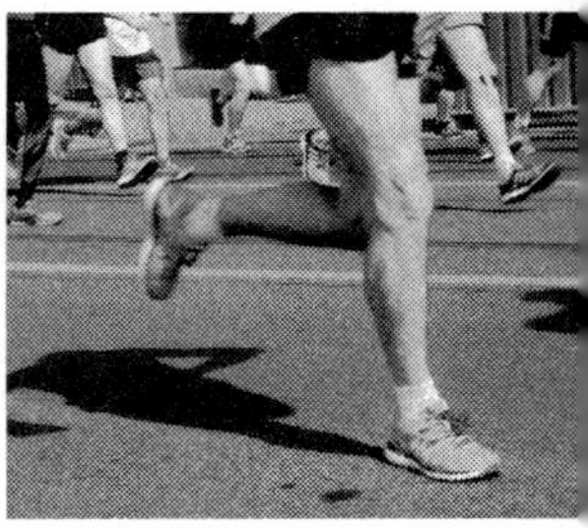

사 례 1

다음의 사례를 읽고 아래 문항에 적합한 답을 생각해 보시오.

- 성별 / 나이 / 이름 : 여 / 23세 / 용나연
- 진단명 : Major Depression

| 시나리오 |

대상자는 약물 과다복용으로 자살기도를 하고 정신과에서 주요우울장애를 진단받았다. 23세 여성으로 대학교 4학년이다. 대상자는 5년 된 남자친구와 헤어지기 전까지는 잘 지내왔다. 직장인인 남자친구와는 아르바이트와 학과 공부를 병행하며 만나왔으나 점차 만나는 시간이 줄면서 사이가 소원해졌다. 남자친구에게 헤어지는 것이 좋을 것 같다고 이별통보를 받은 대상자는 큰 충격을 받았다. 그 후 대상자는 외모를 꾸미는 일에 관심을 갖지 않게 되었고 거의 먹지 않았으며 주의 집중력이 떨어져서 학과 공부도 잘 할 수 없었다. 그리하여 마지막 학기 장학금 신청을 할 수 있을지 걱정하고 있다.

대상자는 서울에서 1남 1녀 중 장녀로 자랐다. 대상자가 10살 때 대상자의 어머니는 자살로 생을 마감하였고 대상자의 아버지는 1년 후 재혼을 하였다. 대상자는 새어머니를 받아들이지 않았고 대학을 가능한 가족들로부터 멀리 떨어진 지방으로 진학했다. 대상자의 아버지는 대상자의 대학 입학금만을 지원해 주어 등록금은 학자금 융자를 받고 있었다. 그래서 대상자는 주말과 방학을 이용하여 아르바이트로 생활비와 학비를 벌어야 했다. 대상자는 남동생과 사이가 좋았지만 남동생이 군에 입대하여 두 달에 한번 정도의 면회를 가는 정도였다.

대상자는 입원하기 전에 학과 친구와 함께 학교 앞에 있는 원룸을 얻어 생활하였다. 대상자는 학과공부를 열심히 하여 평균 B학점을 유지하려고 노력했다. 대상자는 졸업하여 빨리 취직하기를 바라고 있다. 과거에 대상자는 무엇이든지 열심히 하며 활기가 넘치는 사람이었다. 대상자는 돌아가신 어머니와 매우 친밀한 사이였고 어머니의 죽음은 대상자가 받아들이기에 너무 어려웠다. 대상자는 자살예방치료를 받게 되었고 작업치료가 처방되었다.

| 작업치료평가 |

대상자는 정신과 병동에 입원을 하고 다음날 아침에 작업치료평가를 받았다. 대상자의 머

리는 부스스하고 옷도 단정하지 않았다. 치료사와 대화를 할 때 눈 맞춤을 거의 하지 않았다. 평소 즐겨하는 흥미 있는 활동에 대해 묻자, 남자친구와 캠핑장을 가고, 산책을 하고, 영화를 보는 것 등을 좋아했다고 말하였다. 그러면서 남자친구와 해왔던 것들 이외는 생각해내기 어렵다며 울기 시작했다. 돌아가신 어머니 곁에 가고 싶다는 이야기를 했다.

반면 대상자는 예전에 살던 원룸으로 돌아가기를 바라고 있다. 대상자는 자신의 능력에 비관적이지만 졸업하기 위해 빠른 시일내 퇴원하려는 강한 동기를 갖고 있다.

작업치료평가를 진행하는 동안에 대상자는 흥미있는 활동 및 여가활동을 정하는 것을 어려워했지만 대화를 하면서 예전에 액세서리 만들기를 좋아했다는 것을 알았다. 병동에서의 모습은 다른 환자들과 교류가 없고 거의 혼자 있었다.

질 문 Question

1. 인간작업모델(Model of Human Occupation)의 개념을 사용하여 대상자의 작업기능장애를 설명해보자.
   ① 대상자의 작업정체성 상태는?
   ② 대상자의 작업유능성 상태는?
   ③ 대상자에게 필요한/원하는 작업참여를 방해하는 이 사람의 개인적 요소는?
   ④ 대상자에게 필요한/원하는 작업참여를 지지하는 이 사람의 개인적 요소는?
   ⑤ 이 상황에서 환경적 요소가 하는 역할은?
   ⑥ 대상자의 작업기능장애를 요약해라.
   ⑦ 측정 가능한 목표를 설정해라.
2. 대상자의 자살을 예방하기 위해서 작업치료를 할 때 유의해야 할 점은?
3. 어떤 그룹치료가 대상자의 치료를 위해 도움이 될 수 있을까?
4. 대상자를 돕기 위해 가족에게는 어떤 교육이 필요할까?

MEMO

사 례 2

다음의 사례를 읽고 아래 문항에 적합한 답을 생각해 보시오.

- 성별 / 나이 / 이름 : 남 / 22세 / 김민혁
- 진단명 : Schizophrenia, Paranoid Type with Acute Psychosis

| 시나리오 |

대상자는 급성 정신병으로 망상형 조현병을 진단받은 22세 남성이다. 대상자는 2남 중 차남으로 고등학교를 졸업하였고, 아파트에서 어머니와 둘이 살고 있으며, 형은 다른 지역에서 따로 살고 있다. 조현병으로 1년 전 2개월간 입원치료를 받았었고, 다른 병력은 없다. 외래로 1-2개월에 한번 진료와 약 처방을 받았으며, 꾸준히 약물을 복용하였다.

대상자는 유통 업체에서 운반과 적재를 하는 직무를 수행하며 3개월 정도 근무를 하였으나 15일 전에 업무상 실수로 해고를 당한 상태였다. 직장 선임이 지게차를 이용하여 창고에서 트럭으로 박스를 옮기도록 시범을 보이고 그렇게 수행하도록 지시하였으나, 대상자는 짐을 옮기는 작업을 하다가 제대로 옮기지 못하고 박스를 손상시켜 약 200만원의 회사 손실을 입히게 되었다. 회사에서는 손해 보상 대신 해고를 통보하였고, 대상자는 퇴사를 하게 되었다. 퇴사 이후 대상자는 약물 복용을 중단하였고, 증상이 악화되기 시작하였다.

지난 2주간 대상자의 조현병 증상이 심해졌는데, 며칠 동안 스스로를 방에 가두고 아무도 들어오지 못하게 하였고, 회사 사장이 대상자를 죽이려고 한다며 칼이나 야구 방망이, 망치 등을 방에 모아두고 스스로를 지켜야 한다고 했다. 함께 사는 어머니에게 전화를 받지 못하게 하였고, 커튼을 치고 전등을 어둡게 하도록 고집을 부렸다. 대상자는 지속적으로 환청을 들었는데, 돌아가신 대상자의 아버지가 그에게 "조심해", "뒤를 봐"라고 말한다고 하였으며, 필요하다면 회사 사장을 죽이라는 말도 했다고 한다.

대상자는 어머니가 요청하여 형이 병원으로 데려왔으며, 병원 응급실을 통해 정신과 병동으로 이송되어 격리병동에 입원하게 되었다. 형이 "아버지가 너를 안전한 곳으로 데려가라고 하셨어"하며 설득하여 방에서 나오도록 했고, 차에 태워 병원에 오는 도중에 도망치려고 하였으나, 병원에 도착한 후 미리 어머니를 통해 연락받은 의사의 조치로 병원 경비원에 의해 저지당해 입원하게 되었다.

대상자는 병원 응급실에서 정신과 병동으로 이송되어 격리병동에 입원하였다. 대상자의 담당 정신과 의사는 1년전 조현병으로 입원 시 담당의사이며, 대상자가 안정화된 이후 집으로 돌아가는 것을 계획으로 하고 있다.

| 작업치료평가 |

작업치료사는 입원 2일 후에 대상자를 만났다. 대상자의 첫 모습은 짧은 머리지만 헝클어져 있었고, 머리를 감지 않아 더러워진 상태였다. 옷은 구겨져 있고 손도 더러웠으며, 면도를 하지 않아 수염이 덥수룩했다. 기본적인 자기관리(BADL)를 방치하고 있는 것 같이 보였다.

대상자에게 가까이 갔을 때 대상자는 경계하는 모습을 보이고 최소한의 말만 하였다. 작업치료사와의 만남동안 눈 마주침을 하지 않고 바닥 또는 벽을 보고 있었으며, 계속 손을 꽉 움켜잡고 의자 위에서 몸을 앞뒤로 흔들고 있었다. 작업치료사가 인사와 소개를 마친 후 대상자는 작업치료사에게 "나는 너와 대화하고 싶지 않아!"라고 소리쳤으며, 일어섰다가 주위를 둘러보고 다시 제자리에 앉았다. 대상자는 낮은 목소리로 "나가!", "가버려!"라고 말한 이후에 방을 나가버렸고, 이후의 평가를 하지 못하였다.

질 문 Question

1. 대상자가 의사소통이나 대화를 하려고 하지 않는다면 어떻게 목표를 설정할 것인가?
2. 대상자에 대한 평가는 어떻게 마칠 수 있겠는가?
3. 평가를 할 때 필요한 정보를 얻기 위해서 무엇을 해야 하는가? 이미 충분한 정보가 있는가?
4. 대상자가 가지고 있는 문제들은 어떤 것인가?
5. 대상자의 강점은 무엇인가?
6. 대상자의 작업치료 계획과 목표를 기술하세요.
7. 대상자의 안전을 위해 고려해야 할 점은 어떤 것이 있는가?
8. 대상자에게 다가갈 때 병원 직원이 고려해야 할 유의사항은 어떤 것이 있는가?
9. 대상자에게 다가가기 위한 가장 좋은 방법은 무엇인가?
10. 어떤 유형의 그룹치료가 대상자에게 적합하지 않을까? 그 이유는 무엇인가?
11. 어떤 유형의 그룹치료가 대상자에게 적합할까? 그 이유는 무엇인가?
12. 대상자의 ADL 수행능력을 높이기 위해서 작업치료사는 어떻게 도움을 줄 수 있는가?
13. 대상자의 직업기술을 높이기 위해서 작업치료사는 어떻게 도움을 줄 수 있는가?
14. 대상자가 관심 있어 하는 여가활동들에 어떻게 접근할 수 있는가?
15. 대상자의 제한점(deficit)을 3가지 영역에서 생각해보자. 그중 무엇을 가장 최우선으로 초점을 맞출 것인가? 그리고 왜 그렇게 생각하는가?
16. 15번의 3가지 영역에서 가장 나중으로 정한 것은 무엇인가? 그리고 왜 그렇게 생각하는가?
17. 대상자가 자신의 환경이 안전하다고 느끼려면 어떤 형태의 개입이 필요한가?
18. 대상자가 일상생활을 독립적으로 하기 위해서 어떤 도구가 필요한가?
19. 대상자의 정신 질환에 의한 인지장애에 대해서 기술하세요.
20. 대상자에 대한 위의 정보를 기반하여 대상자의 인지장애는 알렌의 인지 단계 중 어느 단계로 볼 수 있을까?
21. MOHO에 따르면 대상자의 강점과 약점은 무엇인가?

22. 대상자의 병이 그의 어머니나 형제들에게 어떤 영향을 끼쳐온 것 같은가?

23. 대상자의 입원기간은 그의 퇴원 후 생활에 어떤 영향을 끼칠 것으로 생각하는가?

24. 대상자가 현재 보여줄 수 없는 사회적 기술들은 무엇이 있는가?

25. 입원과 치료는 대상자의 심리적, 사회적 기술 변화에 어떤 도움을 줄 수 있을까?

26. 대상자는 매일 주치의의 요청에 의해 자조 모임에 참석한다. 대상자를 어떤 작업치료 그룹에 참석하도록 하면 좋겠는가? 그 이유는 무엇인가?

27. 당신이 지금 3명의 다른 환자들과 오트밀 요리를 만드는 쿠킹 그룹을 하고 있다. 대상자가 그룹에 참여하고 싶다고 하였고, 이것은 그가 처음으로 무언가를 다른 사람과 하고 싶다고 한 것이다. 작업치료사로서 당신은 어떻게 할 것인가? 그렇게 한 이유는 무엇인가?

28. 당신이 그룹 치료를 운영하고 있을 때, 참여하고 있는 대상자가 간간이 누군가에게 '아니오' 라고 하는 것처럼 머리를 좌우로 젓는 것을 보았다면 당신은 어떻게 할 것인가?

29. 대상자는 종종 라디오를 대여해서 복도 끝에서 혼자 조용히 노래를 들었다. 당신은 이것을 대상자의 치료계획에 어떻게 활용할 것인가?

30. 대상자는 계속 가라앉아 있고 혼자 있다. 대상자의 사회성을 증진시키기 위해 어떻게 접근할 것인가?

31. 대상자의 주치의는 그가 작업 활동 그룹(work task group)에 참여하는 것이 좋겠다고 한다. 당신이 그룹치료를 시작하기 전에 어떤 질문을 하고 그에 대한 답변을 들어야 하는가?

32. 대상자의 직업을 시뮬레이션하기 위해 워크스테이션(work station)을 세팅하려면 어떻게 해야 할까? 그룹치료를 시작하기 전에 고려해야 하는 안전 유의 사항은 무엇인가?

33. 대상자는 격리입원병동에서 낮 병동으로 옮길 예정이다. 낮 병동 치료를 계속 받도록 추천할 것인가? 그 이유는 무엇인가?

34. 대상자가 병원에서 퇴원하기 전에 달성해야 하는 목표는 무엇일까?

35. 대상자의 퇴원소견서를 작성하세요.

MEMO

사 례 3

다음의 사례를 읽고 아래 문항에 적합한 답을 생각해 보시오.

- 성별 / 나이 / 이름 : 남 / 35세 / 민경준
- 진단명 : Bipolar Disorder, Maniac Episode

| 시나리오 |

대상자는 양극성 장애와 조증삽화를 진단받은 35세의 남성이다. 서울의 유명한 대학 경영학과를 졸업하고 대기업 기획팀에 입사했다가 2년 만에 그만두고 중견기업에 취업하였다. 다시 입사한 회사에서도 1년 만에 퇴사하고 작은 중소기업으로 옮겨 일하다가 최근에 그만두었다. 현재 자영업을 준비하면서 집에서 지내고 있다. 20대 후반에 결혼하여 7년간 결혼생활을 했으며 현재 부인과 6세 딸 한명이 있다.

유능하고 자신감이 넘쳤던 대상자는 27세에 대기업에 입사하고 사회생활을 시작했으나, 자신감과 넘치는 의욕에 비해 주변이 산만하여 한 가지 일에 꾸준히 집중하지 못하는 증상이 나타났다. 상사와 이견으로 갈등도 많았으며, 회사에서는 집중력이 짧고 주변 사람에게 쉴새 없이 자기 말을 많이 해서 신뢰감을 잃어버렸다. 또한 상사는 물론 주변사람에게도 조그마한 일에 화를 잘 내서 불화도 잦아졌다. 결국 자진해서 회사를 그만두게 되었는데 이 즈음 병원에서 조울증과 조증삽화 진단을 받게 되었다.

대상자는 대학 재학시절 학생회 활동을 하면서부터 술을 무척 좋아했는데 졸업 후 회사생활을 하고 또 입・퇴사를 반복하면서 술 마시는 횟수가 점점 늘어나고 주사도 심해졌다. 조울증 진단 후 약물은 복용하고 있으나 병원에 입원한 적은 없으며, 약을 먹지 않은 날은 며칠이고 잠을 자지 못한 체 활동을 하곤 한다. 수면부족과 함께 혈압상승과 맥박상승 등 신체적 변화들이 생기고 생각의 비약이나 과대 성향(grandiosity)이 나타나서 가족은 함께 생활하는데 어려움이 있다. 부인은 친정에서 따로 생활하고 있으며 남편이 조울증과 함께 알콜리즘도 심각하다고 호소하고 있다. 술이 취하면 더욱 행동이 과격해지고 자신과 딸을 못 자게 하면서 심지어 최근에는 폭행을 한 적도 있다며 이혼을 강하게 희망하고 있다.

대상자는 대학시절까지만 해도 학생회 생활을 하면서 리더십 있고 정의감이 있으며 꽤 유쾌한 사람이었다. 회사생활을 시작하고 상사들과 의견이 충돌하면서 점점 더 자신의 의견을

강하게 주장하게 되고 자신의 모습을 지나치게 과대평가해서 보여주기 시작했다.

현재 대상자는 증상이 통제가 될 때까지 병원에 입원할 계획이다. 부인이 떠난 후 상황의 심각성이 느껴지고 부인을 돌아오게 하려면 무엇인가 해야 한다는 생각에 치료를 거부하지 않고 참여하게 되었다. 퇴원 이후 계획은 자영업을 준비해서 시작하는 것이다. 일반적인 회사는 서로 뜻이 맞지 않는 사람과 일하기가 힘들다며 온라인 앱을 기반으로 한 개인 사업을 준비 중이다. 가장 먼저 해결하고 싶은 문제는 부인과 화해하고 가정생활을 유지하는 것이다. 현재까지는 부인의 입장이 강경하지만 치료를 잘 받고 회복하면서 설득해 나갈 계획이다. 담당 의사는 정신과 의사와 함께 간호사, 작업치료사, 사회복지사, 직업상담원 등의 치료진이 함께 중재해 나갈 것이라고 한다.

| 작업치료평가 |

병실 생활에 잘 적응하고 있을 때 작업치료실에 방문했다. 먼저 유리창으로 서로 보이는 평가실에 들어가 책상을 사이에 두고 마주 앉았다. 밖에서도 다른 치료사가 관찰할 수 있게끔 환경을 조성하고 평가와 상담을 진행하였다. 치료사에게 우호적인 태도는 보였으나, 가만히 집중하는 데는 어려움이 있었다. 앉았다 일어나기도 몇 차례 한다거나 다리를 계속 번갈아 가면서 꼬고 앉았다. 선생님과 대화하는 것을 좋아해서 집중하는 듯 했지만, 치료사와의 눈맞춤이 자연스럽지 못하고, 대화를 하면 자꾸 주제에서 벗어난 이야기를 하였다. 대상자는 평가실을 지나가는 모든 사람들을 의식했으며, 평가동안 외부에서 오는 자극을 걸러내지 못했다. 대상자는 보행도 빠르고 외관상 신체적 제한은 발견되지 않는다. 단, 간호사의 말에 따르면 대상자는 일상생활에서 독립적인 수행이 가능하지만, 옷은 입는데 샤워는 거부한다거나 수염을 깍지 않는 등 피드백 없이 스스로 과제를 마무리하는 것이 잘 안 되고 있다. 취미가 무엇이냐는 질문에 자신의 사업 아이디어를 잔뜩 말하기도 하고, 작업치료를 통해 어떤 목표를 세워볼지 상담을 하면 작업치료를 좋아한다고 작업치료에 최선을 다하는 게 목표라고 답한다.

질문 Question

1. 대상자의 problem list를 정리해 보시오.
2. 대상자의 장점을 쓰시오.
3. 대상자를 둘러싸고 있는 내적 · 외적 지지적 환경은 무엇인가?
4. 대상자가 목표를 가지고 치료해 나갈 때 예상되는 어려움들은 무엇인가?
5. 대상자의 작업치료 목표를 설정해 준다면 어떤 목표를 설정할 것인가?
6. 어떤 팀과의 협업이 가장 필요할까?
7. 대상자의 직업문제는 어떤 접근이 가능하겠는가?
8. CMOP–E(작업수행과 참여의 캐나다 모델) 에 따르면 대상자의 문제점과 강점은 무엇인가?
9. CMOP–E에 따라 문제점을 어떻게 해결해 나갈 수 있을까?
10. MOHO에 따르면 대상자의 강점과 약점은 무엇인가?
11. MOHO의 틀 안에서 문제점을 어떻게 해결해 나갈 수 있을까?
12. 대상자의 집중력을 어떻게 향상시킬 수 있을까?
13. 대상자의 알콜리즘을 어떻게 개선해 나갈 수 있을까?
14. 가족관계에서 대상자의 장애가 어떤 영향을 끼쳤는가?
15. 일과 관련해서 대상자의 장애가 어떤 영향을 끼쳤는가?
16. 대상자에게 필요한 사회적 기술들 중 현재 어려움이 있는 기술들은 무엇인가?
17. 치료에 도움을 주기 위해 대상자의 가족을 어떻게 치료에 참여시킬 수 있을까?
18. 대상자의 치료계획에 있어서 여가를 어떻게 활용할 수 있을까?
19. 대상자가 당신과 있을 때 굉장히 편해 보인다. 당신에게 퇴원한 후에도 연락을 하고 싶다고 말한다. 어떻게 할 것인가?
20. 대상자는 병원에서 퇴원 준비를 하고 있다. 대상자가 퇴원이 준비될 때 쯤 그에게 기대되는 행동은 무엇일까?

21. 아내는 대상자가 퇴원한 후에도 계속 이혼을 주장하고 있다. 대상자가 혼자서 독립적으로 살기 위해 필요한 것은 무엇인가?

22. 대상자가 지역사회에 참여할 수 있도록 하기 위해 어떤 활동을 제안할 것인가? 또한, 낮병동 등 지역사회 자원을 어떻게 활용할 수 있을까?

MEMO

사 례 4

다음의 사례를 읽고 아래 문항에 적합한 답을 생각해 보시오.

- 성별 / 나이 / 이름 : 여 / 22세 / 백수민
- 진단명 : 경계성 인격장애

| 시나리오 |

대상자는 경계성 인격장애로 진단받은 22세 여대생이다. 우울증, 약물 남용 뿐 아니라 반복되는 자살 시도 후 학교 생활을 지속하기 어려워 2학년까지만 다니고 휴학한지 1년 정도 지났다. 대상자는 매우 큰 정신적 고통을 겪고 있다. 특히 불안정한 정서로 감정기복이 매우 심해서 대상자의 정신과 외래진료 담당의사는 자기 조절을 위해 주중 낮병원 프로그램을 이용하라고 권유했다. 대상자가 다니는 낮병원 프로그램은 개인별로 치료에 필요한 시간만큼만 병원에 머무르며 프로그램에 참여하는 방식이다. 휴학 직후에는 주 3일 오전에만 낮병원 프로그램을 이용하고 오후에는 편의점에서 아르바이트를 했지만, 최근에는 시간이 점점 더 길어져 오후 4시까지 낮병원 프로그램에 참여하면서 아르바이트도 그만 두었다.

대상자의 정신과적 증상은 16세 때부터 나타나기 시작했다. 16세에 가출하여 '묻지마' 폭행과 무전취식으로 체포되어 소년보호재판을 받았다. 조사과정에서 심리학자의 소견에 따라 정신과 치료 명령을 받았고 이후 입·퇴원을 반복하며 지냈는데, 본인은 낮 병원 프로그램보다 입원하는 것이 더 낫다고 했다. 대상자를 담당하는 임상심리사의 소견으로는 입원을 통해 환자로서의 역할이 인정되고, 따라서 현실적인 문제에서 대응할 필요가 없는 이유가 생겨 도피할 수 있기 때문이라고 했다. 실제로 대상자는 대인관계나 학업 등 현실적인 스트레스 상황에서 종종 입원을 요청하며, 이를 거절하면 입원 허가가 날 때까지 자해나 자살 시도 행위를 했다. 또한, 담당의사를 교체해야 할 정도로 진료 중 화를 내고 종종 진료를 거부했다. 현재 담당의사인 이진우와의 관계에서도 충동적인 분노 표출이 있지만, 만 2년 동안 주 2회씩 지속적으로 진료를 받고 있다. 진료와 주 3일 낮병원 프로그램 참여 차 대상자는 주중 매일 병원에 방문하고 있지만, 특히 낮병원 프로그램에는 마지못해 참여하기로 했으며 자기에게 별로 도움이 되지 않을 거라고 말하면서 소극적인 모습으로 임하는 한편, 프로그램에서 배제될까봐 전전긍긍하는 모습도 보인다.

대상자는 자기 삶의 목표와 가치에 대해 계속 고민하지만, 불확실하고 불안정한 감정 때문에 항상 괴롭다. 제대로 된 삶을 영위하기 위해 해야 할 일을 지속적으로 생각하면서 계획을 세운 후 학원 수강권을 끊거나 직업기술 교육과정을 신청하지만 얼마가지 못해 그만둔다. 계획을 포기하고 나면 충동적인 쇼핑으로 카드대금 연체와 같은 경제적 문제가 생기기도 한다.

또한 의지할 수 있는 남자친구를 만나고 싶어하지만 적절한 방법으로 이성친구를 사귀고 관계를 유지하는데 어려움을 겪고 있다. 새로운 이성을 만나면 음주 후 성관계를 하면서 강렬하게 관계를 맺으려고 한다. 교제가 시작되고 나면 버림받을까봐 전전긍긍해 하고 불안정한 기분 변화를 겪으며 화를 조절하지 못해 소리를 지르거나 물건을 던지면서 심하게 화를 내곤 했고 이러한 갈등 상황에서도 화해와 협상의 도구로 성관계를 사용한다.

이렇게 반복되는 대상자의 행동 패턴은 폭음, 중독과 함께 일어난다. 술을 마시며 만난 남자와 문란한 성관계를 갖기도 하고 가볍게 만난 상대에게도 깊고 의미 있는 관계를 기대하지만, 기대한 만큼 돌아오지 않으면 실망하고 원망하는 극단적인 모습이 반복된다. 지나치게 민감해지고 화를 내며 때때로 폭력적인 행동을 하다가 상대 남성에게 폭행 당해 다친 일도 여러 번 있었다. 그러면서도 다시 만나려고 성관계를 수단으로 다음 약속을 잡기도 했다. 기대한 만큼 정신적으로 깊은 관계를 맺는데 실패가 반복되면서 대상자는 남자에게 사랑과 증오의 극단적인 감정을 번갈아 느끼며, 결국 만성적인 공허함에 시달리게 되면 몸에 일부러 상처를 내거나 화상을 입는 등 자해 행동을 하면서 다시 만날 것을 종용하기도 했다.

대상자는 어머니와 사실혼 관계에 있는 새아버지, 그리고 이복 오빠와 함께 살고 있다. 어릴 때부터 술에 취한 아버지가 어머니를 때리면 곁에서 놀라서 울다가 아버지에게 많이 맞으며 자랐다. 9살 때 부모님이 이혼한 후 친아버지와는 연락하지 않고 지낸다. 어머니는 식당에서 서빙을 하고, 쉬는 날에는 주로 동네 아주머니들과 모여 화투를 치면서 시간을 보낸다. 이복 오빠는 고등학교 졸업 후 독립해서 집에 거의 오지 않으며, 새아버지는 특정한 직업 없이 거의 항상 술에 취해 있다. 새아버지가 너무 싫어서 어머니가 일하는 시간에는 집에 들어가고 싶지 않다고 한다.

현재 대상자는 공부나 일을 하지 않는다. 입원해 있을 때는 아무것도 하지 않아도 되고, 학교에서는 친구나 동료들과 관계를 맺기 어려우며 자신이 이해받지 못하는 상황을 참지 못해서 2~3주 이내에 그만두곤 했다. 2년간 대학에 다니면서 반복되는 입원으로 인해 수강을 중단하거나 하기 싫어서 그만 두거나 했기 때문에 일부 교양과목을 제외한 대부분의 과목에서 낙제 점수(F)를 받고 2회 연속 학사경고를 받았다. 휴학한 지 거의 1년이 다 되어가기 때문에 복학해야 하지만 다시 학교로 돌아가는 것이 무의미하다는 생각이 든다고 한다.

| 작업치료평가 |

백수민 양과는 낮병원 프로그램의 첫 날 작업치료평가를 위해 처음으로 만났다. 대상자는 이전부터 이 프로그램에 참여하고 있기 때문에 일정과 스케줄을 잘 알고 있었고, 이전보다 더 긴 시간 동안 프로그램에 참여하는 것도 내키지 않지만 동의했다. 대상자는 전체적으로 화려하고 도발적인 모습으로 나타났다. 풍성하고 긴 퍼머머리에 꽉 끼는 미니드레스를 입고 높은 하이힐을 신었으며 진한 색조화장을 했다. 평가를 받으면서 대상자는 이전 회기에 참석했던 직원과 환자들에 대해 질문을 하거나 창밖에 지나는 사람들에 대해 혼잣말을 했고, 그 때마다 다시 집중하기 위해 노력해야 했다.

대상자에게는 인지, 시각, 청각 등 감각, 지각에서의 결함은 없는 것으로 보인다. 신체적인 제한, 통증 호소, 부종, 피부 변화 등의 증상도 없으며, 집에서 독립적으로 ADL과 IADL을 수행하고 있다고 보고했다. 집에서 대상자가 해야 하는 일은 '전기밥솥에 밥하기, 설거지 및 세탁기 돌리고 빨래 널기'라고 한다. 집에서 받는 용돈은 거의 없고 어머니가 충전해 준 교통카드로 병원에 다니며 기타 지출도 어머니가 모두 해결해주고 있다. 대상자는 운전면허를 따려다가 그만둬서 운전을 할 수 없으며, 지역사회 이동 시 지하철과 버스를 이용한다. 집에서 병원까지 이동할 때 약 1시간 거리로 2번의 환승이 필요한데 이러한 과제들이 어렵지는 않지만 짜증난다고 보고했다. 자유시간은 어떻게 보내는지 묻자 대상자는 웃으며 "아는 오빠들과 술을 마시다가 같이 자요"라고 대답했다. 대상자는 집단 프로그램에 참여하기로 동의했지만, '저 밥 잘해요, 찌개도 끓일 수 있고..... 작업치료에서 하는 활동은 다 할 수 있어서 사실은 여기에 올 필요가 없는데..... 이진우 선생님이 참가하라고 해서 선생님 말대로 하는 것 뿐이다'라며 되도록 빨리 끝났으면 좋겠다고 의견을 말했다.

질 문 Question

1. 대상자가 계속 작업치료를 받기 싫어한다면, 그룹치료에 참여하는 대상자에게 어떤 목표를 설정해줄 것인가?
2. 대상자가 작업치료가 필요하지 않다고 말하면 뭐라고 대답할 것인가?
3. 대상자가 가지고 있는 문제점은?
4. 대상자의 장점은 무엇인가?
5. 더 적극적으로 프로그램에 참여하는데 도움이 되는 대상자의 장점은 어떻게 활용될 수 있는가?
6. 대상자의 치료계획을 구체적으로 기술하시오.
7. 대상자가 낮병원 프로그램에 참석할 때 그녀와 관련된 안전 문제는 무엇인가?
8. 대상자의 안전을 보장하기 위해 직원이 지켜야 할 주의사항은 무엇인가?
9. 낮병원 프로그램 이외에서 대상자와 관련된 안전 문제는 무엇인가?
10. 프로그램 외 시간에, 대상자의 안전을 증가시킬 수 있는 방법은 무엇인가?
11. 대상자는 직업과 여가활동에서 기술 부족을 갖고 있다. 둘 중 어떤 영역을 우선 해결할 것인가? 그 이유는?
12. 치료계획을 실행하기 위한 방법을 설명하시오.
13. 대상자가 다른 사람들과 더욱 긍정적으로 상호작용하는데 필요한 적응은 어떤 것들이 있는가?
14. 대상자는 낮병원 프로그램에 참석하면서 이런 식으로 행동하고 느끼는 이유는 무엇일까?
15. 낮병원 프로그램 참석으로 기대할 수 있는 긍정적인 성과는 무엇인가?
16. 대상자는 치료에 엄마가 포함되는 것을 원치 않는다. 이러한 상황에서 가족 교육은 어떤 형태로 할 수 있는가?
17. 요리 수업을 시작하려고 하는데 대상자가 지나간다. 대상자는 참여하기로 계획되어 있지 않지만 '지금 당장 할 것이 없는데 이건 쉬워보이기' 때문에 참석해도 되는지 묻는다. 당신은 뭐라고 대답하고 어떻게 할 것인가?
18. 그룹 구성원을 둥글게 둘러 앉혔는데, 치마를 입은 대상자가 속이 다 보이도록 다리를 벌리고 앉았다. 남자 환자 여러 명이 그 쪽을 쳐다보고 있다. 어떻게 해야 하는가?

19. 위의 상황에서 당신의 반응에 따른 대상자의 행동을 상상해보라.

20. 수민 양이 점심식사 후 밖에서 담배를 피우고 있다. 당신은 건물 안에 있고 창밖에서 소매를 걷고 담배를 팔뚝에 지지는 대상자를 봤다. 어떻게 해야 하는가?

21. 낮병원 프로그램의 어떤 정책이 자해행동 문제를 다룰 수 있는가?

22. 프로그램 후에 대상자와 남자환자들이 만나서 술을 마실 것이란 계획을 들었다. 개입할 것인가? 개입하거나 하지 않는다면 그 이유는?

23. 대상자의 사적인 대화에 개입하면 결과는 어떨까? 개입하지 않은 결과는 어떨까? 설명하라.

24. 점심식사 후 자유시간에 대상자가 마지막 남자친구와의 관계에 대해서 말했다. 그 후 당신의 현재 이성관계에 대해서 물어보면 어떻게 말할 것인가?

25. 당신의 정보를 대상자와 일부 공유하고 싶은 이유는? 공유하고 싶지 않다면 이유는 무엇인지 설명하시오. 당신에 대한 어떤 정보가 대상자에게 적절하게 공유될 수 있는가?

26. 그룹치료가 시작될 때, 대상자가 여자 환자들 중 한 명에게 화가 났다. 그 환자가 대상자에게 "걸레"라고 부르면서 옆에 앉지 않았다. 당신은 어떻게 반응할 것인가?

27. 어떻게 대상자의 화를 가라앉히고, 다른 구성원들에게 활기를 불어넣어서 그룹 프로그램을 진행할 것인가?

28. 3주 후 대상자는 두려움과 과민함이 줄어든 것처럼 보였다. 직원 및 환자들과 더 긍정적으로 상호작용하고 있다. 담당의사는 대상자의 변화에 기뻐하며 현재는 입원치료가 불필요해 보인다고 했다. 목표를 달성했으니 낮병원을 그만둬야 할까? 아니면 대상자가 잘하고 있기 때문에 지속해야 할까? 의견에 따라 하나를 결정하고 이론적인 근거를 말하시오.

MEMO

사 례 5

다음의 사례를 읽고 아래 문항에 적합한 답을 생각해 보시오.

□ 성별 / 나이 / 이름 : 여 / 39세 / 나경희
□ 진단명 : 조현정동장애, 우울형

| 시나리오 |

대상자는 39세의 미혼 여성으로 22세 때 조현정동장애로 진단받았다. 8남매 중 막내로 부모님은 모두 돌아가셨고 형제들과 대부분 소원한 관계를 맺고 있으며 다섯째 언니가 보호자로 되어 있다. 현재 중소도시의 13평 영구임대아파트에 거주하고 있는데, 정신과 병원에 입원했을 때 알게된 남자 친구와 동거하고 있다. 의료보호 1종으로 치료비는 들지 않고 국가로부터 55만원의 수급비를 지급받아 생활하고 있다.

대상자는 초등학교 때 밝은 성격으로 친구가 많고 성적이 상위권이었으며 중학교에서도 즐거운 학교생활을 하였다. 중학교 3학년 때 동네 아저씨에게 성폭행을 당한 후 말이 없어지고 친구관계에 의미를 부여하지 않았으며 공부에 대한 흥미를 모두 잃었다. 학교도 거부하고 혼자 여행을 다니기도 하는 등 세상사에 관심이 없어지고 "이렇게 살아서 뭐하나?"라며 우울한 날을 보내다 손목을 그어 자살을 기도하였으나 치명적이지 않았다. 그러다 문예창작과에 입학하면서 선배들과 어울리기 시작하고 글을 잘 쓴다는 칭찬을 받으며 학교생활의 즐거움을 다시 느끼게 되었다.

졸업 후 한 신문사에 취업하였으나 원고 작성이 어렵고 시간 안에 일을 처리하지 못해 스트레스를 많이 받고 2달 만에 퇴사하였다. 그 후 식당에서 시간제로 일하면서 친언니 집에 기거 하였으나 언니와의 잦은 마찰로 집에서도 편히 쉬기 어려웠다. 그러던 중 언니와 매우 심하게 싸우고 난 후 현기증과 수면장애가 왔고 자신은 할 수 있는 게 아무것도 없는 완전한 실패자라고 생각하게 되었다. 어느 날 TV를 보는데 아나운서가 웃는 것을 보고 자신을 보고 비웃는 다며 TV에 대고 욕을 하고 언니도 내가 죽기를 바라고 있다면서 언젠가 자신에게 해코지할지도 모른다고 늘 경계하였다. 언니가 주는 밥도 의심하여 먹지 않았고 며칠 동안 씻지도 않고 어두운 방에서 혼자 중얼거리며 누워있는 모습을 방문한 다른 가족들이 발견하고 정신과 병원에 입원시켰다.

이후로 9년 동안 짧게는 3주에서 길게는 6개월가량 입퇴원을 14차례 반복하며 지냈다. 퇴원해서는 식당 설거지, 옷가게 점원, 마트 계산원 등을 하며 간간히 일을 하였다. 일을 하는 동안에는 밤에 좀처럼 잠을 자기 어려웠고 실수할까봐 늘 불안해하여 오랫동안 일자리를 유지하기 힘들었다.

그러던 중 치료진이 대상자를 낮병동 프로그램에 의뢰하였다. 낮병동은 주 1회에서 주 5일 동안 낮 시간동안 동료들과 함께 생활하다 활동 종료 후 자신의 거주지로 돌아가 잠을 자고 다음날 다시 출근하는 형태이다. 낮병동 주간재활 프로그램으로는 주치의 면담, 공동사회모임, 시사토론, 사회적응훈련, 회복지향질병관리교육, 합창, 창의 프로그램, 난타, 직업재활 등이 운영되고 있었다.

| 작업치료평가 |

대상자의 위생상태는 양호하였고, 옷차림은 계절에 맞는 의상을 입었고 깔끔하였다. 집에서부터 낮병동을 찾아오는 방법을 잘 몰라 치료자가 안내하자 이를 메모하였고 다음날 적절한 시간에 모습을 나타냈다.

면담 중 치료자의 질문에는 성실히 대답하려 노력하였으나 목소리가 작고 눈 마주침이 거의 없이 책상만 바라보고 있었다. 대답은 대부분 단답형에 그쳤으나 응답 속도는 양호하였다. 낮병동의 다른 회원들과 활동하는 모습을 관찰하였을 때 어울리는 것에 흥미를 못 느끼는 듯 혼자서 있었으며 얼굴 표정도 대부분 무표정하였다.

기억력은 양호하게 유지되고 있었으나 집중력은 약간 부족해보였다. 면담하는 동안에 잠깐씩 멍하게 있을 때가 있어 재차 질문을 하곤 했다. 문제해결능력은 일반적인 경우 양호하게 유지되지만 스트레스 상황에서의 대처 능력은 현저히 저하되어 있었다. 또한 자존감이 저하되어 있고 자신에 대해 비관적으로 생각하는 경향이 컸다. 앞으로의 치료 계획과 목표 설정에서도 치료자에게 전적으로 의지하려는 경향이 강해 자발적 의사를 끌어내기가 어려웠다.

대상자는 '더 이상 병원에 입원하고 싶지 않아요.' '그냥 잘 지냈으면 좋겠어요.'라고 말하였으나 어떻게 재발을 방지하는 지에 대해서는 구체적 방법이나 계획을 알지 못했다. 좋아하는 남자 친구가 있지만 잘 안될거라고 말하며 우울해 하는 모습도 보였다.

대상자는 초기 목표로 낮병동에서의 생활에 적응하고, 규칙적인 일상생활을 유지하는 것으로 설정하였다. 대상자는 주 4회 출석을 하여 낮병동 프로그램에 참여하고 주 1회는 집에서 청소나 빨래 등을 수행하고 싶다고 하였다. 치료자는 대상자의 일상생활을 더 잘 파악하기 위해 2주 뒤 가정방문을 실시하기로 서로 약속하였다.

〈대상자와 A군〉

한편, 대상자는 입원하는 동안 같은 양극성 장애를 가진 A군과 친하게 지내게 되었고, 퇴원 후에는 둘이 동거하게 되었다. A군과 대상자의 관계는 대상자가 매달리는 편으로 금전적인 면에서도 모두 제공하는 편이었고, 집에서의 살림도 모두 도맡아했다. 그러나 A군은 폭력적인 성격으로 대상자를 학대하고 동거하는 기간에도 다른 여자 친구를 사귀기도 하면서 대상자를 힘들게 하였다. A군과 갈등이 있을 때마다 대상자는 우울해 했고 낮병동의 다른 사람들과 거리를 두고 이야기를 하지 않는 등 고립되는 모습을 보였다. 이를 사례 관리자가 중재하기 위해 A군과 대상자를 동시에 면담하게 되었는데 이후 대상자는 '사례관리자가 A군에게 꼬리를 치며 자신 몰래 둘이 연락하고 만난다'면서 '사례 관리자를 바꿔달라'고 요청하며 크게 분노하였다. 어느 날 A군이 술 먹고 다른 사람과 몸싸움을 하였는데 상대방이 크게 다쳐 재판 끝에 교도소에 2년 동안 수감되는 일이 벌어졌다. 재판 과정에서 A군은 대상자에게 더욱 상처를 입혔고 대상자는 더 이상 A군과 살 수 없다며 짐을 모두 밖으로 내던지고 다시는 만나지 않겠다고 하였으나 A군이 수감되자 매달 면회를 갔고 뒷바라지를 했다.

A군이 없는 2년 동안 대상자에게 좋은 변화가 일어났다. 얼굴 표정이 밝아지고 다른 사람들에게 상냥하게 대했으며 직업재활을 더욱 열심히 하였다. 돈을 많이 벌어야 하는 이유가 옥바라지를 해야 하기 때문이라고 하였으나 이것에 대해 큰 불만은 없어보였고 오히려 행복해 보였다. 집단 프로그램 시간에 의사표현도 명확하게 하고 병원 내 백일장 대회에서 우수상을 타는 등 생활 전반에 적극적인 모습을 보였다. 또한 난타 프로그램에 참여해 난타를 익히고 이것을 대중들 앞에서 여러 차례 공연도 하였다.

〈위기 발생〉

그러나 최근 A군이 수감생활을 마치면서 위기 상황이 발생하였다. 특별한 사건 없이 대상자는 급속도로 말수가 적어져 갔고 직업재활의 일환으로 실시하고 있는 카페테리아 일도 '선생님, 저 쉬어야 할 것 같아요. 힘들어서요. 저 말고 다른 사람 뽑아주세요.'라고 말하며 점점 침울해져 갔으나 왜 힘들어하는지 이유는 밝히지 않았다. 점차 프로그램 시간에 꾸벅꾸벅 졸거나 멍하게 있는 시간이 늘어갔다. 그러나 곧 어떠한 사건으로 이유를 추측할 수 있게 되었다. 규칙적인 일이 없는 A군이 날마다 대상자가 다니는 낮병원에 함께 출퇴근하기 시작했고, 대상자가 낮병동 활동을 하는 사이 다른 사람들과 이야기를 나누며 나날을 보냈다. 대화를 나눈 대상 중에는 대상자가 함께 직업재활을 하고 있는 B양도 있었다. 지난 주 급기야 B양에게 전화를 걸어 'A군이 그렇게 좋냐! 나 없이 무슨 짓을 했냐! 그러면 네가 데리고 살면 좋겠네!'라며 욕설을 퍼부었다. 그리고 2주 뒤 정신장애인 편견 해소를 위해 한달간 준비한 난타 공연에서도 빠진다고 선언하였다.

질 문 Question

1. 과거력에서 대상자의 생물학적 취약성을 더 악화시킨 사건들은 무엇입니까?
2. 대상자의 생물학적 취약성을 보완할 수 있는 보호인자는 무엇입니까?
3. 작업치료 초기목표 설정과 중재계획을 설정하기 위해 더 평가되어야 할 부분은 무엇입니까?
4. 대상자의 강점과 약점을 기술하세요.
5. 대상자의 낮병동 등록목적은 무엇입니까?
6. 작업치료 초기목표는 무엇으로 설정되었습니까? 초기목표 성취 기간은 어느 정도로 설정하겠습니까?
7. 초기목표를 성취하기 위한 중재계획으로 어떠한 것들을 세우겠습니까? 대상자가 수행해야 할 부분과 치료자가 수행해야 할 부분을 나누어서 작성해보세요. 필요한 경우 빈도, 시간 등도 기록하세요.
8. 대상자의 초기목표가 성취된다면 다음 단계로 어떠한 목표들이 설정되면 좋겠습니까? 장기목표 1개와 단기목표 3개를 적어보세요. 각 단기목표를 성취하기 위한 계획들을 구체적으로 세워보세요.
9. 최근의 위기 상황과 대상자의 심리적 상황과의 관계를 설명하세요.
10. 최근의 위기 상황을 어떻게 극복하는 것이 좋을지 중재계획을 다각도로 세워보세요.
11. 'A군은 대상자가 예민하게 반응하며 사사건건 따지고 들자 흥분하여 폭력을 휘둘렀다. 대상자는 폭력을 피해 집을 나갔으나 A군이 쫓아와서 구석진 곳에 숨은 뒤 사례관리자(작업치료사)에게 전화를 걸어 도움을 요청하고 있다'. 어떻게 중재하는 것이 좋겠습니까? 구체적으로 기술해보세요.
12. 대상자는 이제까지 사람들과 신뢰관계를 형성한 적이 거의 없습니다. 대상자와 치료적 관계를 형성하기 위해 어떠한 노력을 하겠습니까?
13. 대상자가 가진 인지적 왜곡을 찾아내고 어떻게 해결할 수 있을 것인지 기술해보세요.

MEMO

사 례 6

다음의 사례를 읽고 아래 문항에 적합한 답을 생각해 보시오.

- 성별 / 나이 / 이름 : 여 / 39세 / 조은경
- 진단명 : 우울증

| 시나리오 |

대상자는 우울증 진단을 받은 급성 입원환자로 3주 입원한 후 주 5회 낮병동 프로그램을 이용하는 39세 여성이다. 대상자는 3년 전 이혼으로 매우 낙심하고 있으며 경제적 여건이 되지 않아 아이를 키울 수 없음을 모두 자신의 잘못이라 여기고 있다. 이혼 이후 몇 달 동안 사무원으로 출퇴근하며 지냈지만 이내 사표를 내고 다른 직장으로 옮긴 이후 얼마 지나지 않아 곧 그만두었으며 이러한 일은 반복되었다. 이혼 후 친정으로 돌아와 직장생활을 할 때에도 회사를 가는 것 이외의 대부분의 활동에 흥미를 보이지 않으며 쉬는 날에는 텔레비전만 보기도 하였다. 어머니는 대상자가 가족과 일상적인 대화조차 하려하지 않자 걱정하였다. 대상자는 현재 살고 있는 가족의 일에 전혀 관심을 두지 않으며 집안일 역시 거의 하지 않고 있다. 아이와 전화통화는 친근하게 하지만 그 외 다른 사람의 질문을 받아도 대답을 전혀 하지 않거나 한 단어의 단답형으로 대답하였다. 대상자의 어머니는 정신건강의학과에서 상담을 받도록 권유하였으며 진료 및 평과 결과 입원치료가 필요한 것으로 결정되어졌다. 대상자는 입원치료에 잘 협조하였으며 약물치료와 음악치료, 미술치료, 작업치료를 시작하였다. 입원 3주 후 퇴원하였으나 대상자가 아직 직업복귀가 이르다고 판단하여 낮병동 프로그램을 통해 계속된 지지와 치료를 받기로 하였다.

대상자의 목표는 직업복귀 및 직업유지로 대상자와 팀이 선정한 낮병동 프로그램 활동과 집단활동 참여를 통해 긍정적으로 변화할 것을 기대하고 있다.

| 작업치료평가 |

대상자는 감각, 청각, 시각 또는 지각에 문제가 없으며 알렌인지평가(Allen Cognitive Level: ACL)에서 5점을 받았다. 대상자는 대중교통을 이용하여 낮병동 프로그램이 있는 병원까지 이동하며 정동둔마를 보이면서 조용히 말하고 한 단어에서 두 단어로 대답을 한다. 대

상자는 흥미도 체크리스트(Interest Checklist; IC)에 흥미가 많지 않았지만 요리, 텔레비전, 아이 돌보기의 경우 과거에 흥미와 참여가 있었음을 확인할 수 있었다. 3년 전 이혼 한 이후 대상자는 대부분 직장이나 집에서만 시간을 보냈으며 몇몇 친구들과 연락을 하고 지냈으나 친구들과의 만남은 거의 없었다.

대상자는 표정의 변화가 거의 없고 다소 무기력하며 낮병동 프로그램에 동기부여가 되지 않는 듯 보였다. 낮병동 프로그램에 참여하는 또래 여성이 대상자와 친구처럼 지내려하나 대상자는 이따금 웃음만 보일 뿐 친밀한 관계형성과 대화의 지속이 이루어지지 못하는 등 최소한으로 상호작용을 하였다.

대상자의 목표는 직장으로 복귀이며 가장 최근에 다니던 회사에서는 대상자가 복귀준비가 되면 이전에 수행하던 직무로 배치해 주기로 하였다.

질 문 Question

1. 대상자의 진단명인 우울증(우울장애)의 개념과 임상양상, 진단기준에 대해 DSM-5 기준으로 정리하시오.
2. 대상자의 사례를 읽고 치료적 관점에서 강점과 약점은 무엇인지 적으시오.
3. OTPF 3에 준하여 볼 때 대상자의 작업수행에 영향을 미치는 구성범주와 하위요소는 무엇인가?
4. 대상자의 낮병동 프로그램 참여를 통해 기대하는 치료 우선순위 3가지를 적은 후, 1순위에 해당하는 장/단기 목표를 적으시오.
5. 낮병동의 프로그램 구성에서 대상자에게 적합하다고 여겨지는 치료의 종류 또는 프로그램은 무엇인가?
6. 대상자의 낮병동 프로그램 적응을 위해 초기에 고려 및 배려해야 할 점은 무엇인가?
7. 낮병동 프로그램의 규칙적이고 지속적인 참여를 통해 예상되는 대상자에게 미칠 긍정적인 영향은 무엇인가?
8. 대상자가 표현한 흥미분야에 대한 관심을 치료와 연계하는 방안에 대해 서술하시오.
9. 대상자의 직업복귀 및 직업유지를 위해 보완하여야 할 점은 무엇인가?
10. 대상자 치료를 위해 적극적으로 협조가 가능한 사람이나 기관에 대해 적어보시오.
11. 대상자와 보호자, 사업주 등 교육대상별로 필요하다고 여겨지는 교육내용을 적으시오.

MEMO

작업치료 사례집 값 15,000원

2018년 1월 10일 제1판 인쇄
2018년 1월 15일 제1판 발행

공 저 자 : 정민예 외 35인 공저
발 행 인 : 주 영 일
발 행 처 : **계 축 문 화 사**

서울특별시 종로구 통일로12길 16-17
우편번호 03029
TEL : 735-2257 · 738-9746
FAX : 723-9025
E-mail : gyechuk@hanmail.net
홈페이지 : http://gyechuk.co.kr
1973. 10. 31 등록번호 제300-1973-8호
ISBN 978-89-5629-489-6 93510